RECHERCHES EXPÉRIMENTALES ET CLINIQUES

SUR LA PRÉSENCE D'UNE

SUBSTANCE SENSIBILISATRICE

SPÉCIFIQUE

DANS LE SÉRUM DES TYPHIQUES

PAR

Le Dr Louis LE SOURD

ANCIEN INTERNE DES HÔPITAUX DE PARIS

PARIS

IMPRIMERIE F. LEVÉ

17, RUE CASSETTE, 17

1902

RECHERCHES CLINIQUES ET EXPÉRIMENTALES

SUR LA PRÉSENCE D'UNE

SUBSTANCE SENSIBILISATRICE

SPÉCIFIQUE

DANS LE SÉRUM DES TYPHIQUES

DU MÊME AUTEUR

Pelade décalvante totale (récidive) avec lésions des ongles. (En collaboration avec M. Darier.) *Société de dermatologie et de syphiligraphie,* 10 novembre 1898.

Contribution à l'étude du « phénomène des orteils » de Babinski. (En collaboration avec M. Cestan.) *Gazette des hôpitaux,* 1899, n° 133.

Épithéliome mucoïde primitif du poumon. (*Bulletin de la Société anatomique,* 1899, p. 589.)

Culture du microbe du chancre mou. (En collaboration avec MM. F. Bezançon et V. Griffon.) *Société de biologie,* 8 décembre 1900, et *Presse médicale,* 1900, n° 102.

Recherches sur la culture du bacille de Ducrey. (En collaboration avec MM. F. Bezançon et V. Griffon.) *Annales de dermatologie et de syphiligraphie,* 1901, n° 1. (Couronné par l'Académie de médecine, prix Ricord, 1901.)

Cyto-diagnostic de la pachyméningite cervicale hypertrophique. (En collaboration avec M. Widal.) *Gazette des hôpitaux,* 1901, n° 44.

Existence de la sensibilisatrice dans le sérum des typhiques. (En collaboration avec M. Widal.) *Société médicale des hôpitaux,* 14 juin 1901.

La réaction de fixation de Bordet avec les bacilles morts. (En collaboration avec M. Widal.) *Société de biologie,* 22 juillet 1901.

Zona métamérique du membre inférieur. Présence d'éléments cellulaires dans le liquide céphalo-rachidien. (En collaboration avec M. Widal.) *Société médicale des hôpitaux.,* 26 juillet 1901.

La sensibilisatrice dans le sérum des tuberculeux. (En collaboration avec M. Widal.) *Société médicale des hôpitaux,* 5 juillet 1901.

Recherches expérimentales et cliniques sur la sensibilisatrice dans le sérum des typhiques. (En collaboration avec M. Widal.) *Société de biologie,* 27 juillet 1901.

Méningite aiguë. Guérison par le traitement antisyphilitique malgré l'absence d'antécédents et de stigmates syphilitiques. Liquide céphalo-rachidien riche en lymphocytes et sans virulence pour le cobaye. (En collaboration avec M. Widal.) *Société médicale des hôpitaux,* 21 février 1902.

Virulence du liquide céphalo-rachidien au cours de la méningite tuberculeuse. (En collaboration avec M. Widal.) *Société de biologie,* 20 juillet 1902.

Paralysie ascendante aiguë. Névrite radiculaire sans altération méningo-médullaire. Absence de lymphocytose dans le liquide céphalo-rachidien. (En collaboration avec M. Widal.) *Société médicale des hôpitaux,* 28 novembre 1902.

RECHERCHES EXPÉRIMENTALES ET CLINIQUES

SUR LA PRÉSENCE D'UNE

SUBSTANCE SENSIBILISATRICE

SPÉCIFIQUE

DANS LE SÉRUM DES TYPHIQUES

PAR

Le Dr Louis LE SOURD

ANCIEN INTERNE DES HÔPITAUX DE PARIS

PARIS

IMPRIMERIE F. LEVÉ

17, RUE CASSETTE, 17

1902

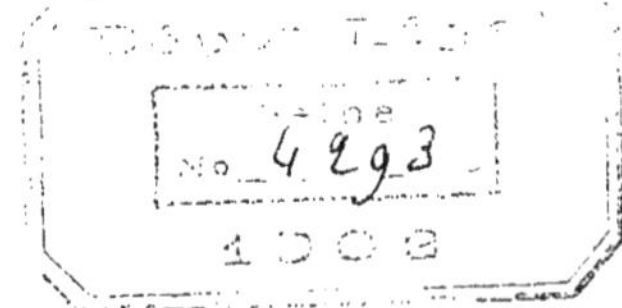

A LA MÉMOIRE DE MON PÈRE

A MON PRÉSIDENT DE THÈSE

M. LE PROFESSEUR HUTINEL

A MES MAITRES D'INTERNAT

MM. DARIER (Internat 1898).
BABINSKI (Internat 1899).
THIBIERGE (Internat 1900).
WIDAL (Internat 1901).

A MES MAITRES DANS LES HOPITAUX

MM. LES PROFESSEURS DEBOVE ET LE DENTU
MM. ARROU, CHAUFFARD, HUDELO,
LETULLE, LESAGE, LYOT
ET RICARD

A M. A. RICARD

A M. F. WIDAL

A M. F. BEZANÇON

Hommage de profonde gratitude
et de bien vive affection.

2

RECHERCHES CLINIQUES ET EXPÉRIMENTALES

SUR LA PRÉSENCE D'UNE

SUBSTANCE SENSIBILISATRICE SPÉCIFIQUE DANS LE SÉRUM DES TYPHIQUES

INTRODUCTION

Les controverses soulevées par la question de l'immunité naturelle ou acquise ont amené les expérimentateurs à approfondir l'étude des propriétés du sérum sanguin, et les ont ainsi conduits à la découverte de procédés d'investigation, applicables en clinique au diagnostic étiologique des maladies infectieuses.

Parmi les propriétés du sérum sanguin, la plus anciennement observée, le pouvoir bactéricide, après avoir été l'origine des premières discussions sur l'immunité, semble devoir, comme nous allons le montrer tout à l'heure, non plus seulement servir de base à des théories, mais entrer dans le domaine pratique.

Büchner, à qui nous devons nos premières connaissances précises sur le pouvoir bactéricide du sérum, avait attribué ce pouvoir, à des substances spéciales, auxquelles il avait donné le nom d'*alexines*.

Les recherches de Bordet sont venues montrer que ce

pouvoir bactéricide est en réalité beaucoup plus complexe : il est dû à l'action combinée de deux substances distinctes : de l'*alexine* et de la *sensibilisatrice*.

L'alexine existe dans tous les sérums, aussi bien dans le sérum des animaux neufs, que dans celui des animaux vaccinés. La sensibilisatrice n'existe que dans le sérum des animaux vaccinés, elle seule est spécifique.

M. Bordet montrait bientôt après que ce pouvoir bactéricide n'était qu'un fait particulier d'un pouvoir plus général des sérums, du *pouvoir cytolytique*. L'organisme, envahi par un corps étranger quelconque, réagit contre ce corps étranger, cellule ou microbe, et sécrète pour le détruire une substance sensibilisatrice spécifique, capable de diriger l'action de l'alexine normale du sérum contre l'envahisseur et de déterminer, suivant le cas, la cytolyse ou la bactériolyse.

De même que le sérum d'un animal vacciné contre un microbe devient *bactériolytique* pour ce même microbe, le sérum d'animaux traités par des injections de sang d'une espèce animale étrangère, devient *hémolytique* pour les hématies de cette même espèce animale.

Poursuivant ses recherches, M. Bordet constatait que, sous l'influence d'une sensibilisatrice appropriée, les microbes ou les cellules deviennent capables de fixer et d'absorber la totalité de l'alexine contenue dans le milieu ambiant. C'est en se basant sur cette véritable *réaction de fixation* de l'alexine par les microbes ou les cellules sous l'influence de la sensibilisatrice spécifique correspondante, que M. Bordet a réussi avec M. Gengou à démontrer l'existence de substances sensibilisatrices dans un grand nombre de sérums antimicrobiens.

Il était à supposer que cette sensibilisatrice observée dans le sérum des *vaccinés* existait aussi dans le sérum des *infectés*, au cours, au début même d'une infection, MM. Bordet et Gengou avaient constaté l'existence d'une sensibilisatrice dans le sérum humain de deux convalescents de fièvre typhoïde.

Nous avons pu, avec notre maître, M. F. Widal, constater la réaction de fixation chez dix typhiques en cours d'infection (Société médicale des hôpitaux, 14 juin 1901); les recherches de contrôle faites avec le sérum de quatorze malades atteints de tuberculose, d'érysipèle, d'embarras gastrique, d'angine ou d'affection cardiaque, ne nous ont donné que des résultats négatifs. Poursuivant nos recherches, nous avons démontré, avec M. Widal (Société de biologie, 22 juillet 1901), que la propriété de fixer l'alexine n'était pas une propriété vitale des microbes, puisque les bacilles morts pouvaient remplacer les bacilles vivants dans la réaction de fixation. Enfin nous pouvions établir, à l'aide de preuves expérimentales et cliniques (Société de biologie, 27 juillet 1901), l'indépendance absolue de l'agglutinine et de la sensibilisatrice spécifiques du sérum des typhiques.

Sur l'inspiration de notre maître, M. F. Widal, nous avons entrepris d'étudier le pouvoir sensibilisateur du sérum des typhiques, l'époque de son apparition, de mesurer s'il était possible son intensité, de rechercher enfin la valeur pratique que pouvait avoir la *réaction de fixation* tant au point de vue du diagnostic que du pronostic de la dothiénentérie.

Ce travail comprendra deux parties :

Dans la PREMIÈRE PARTIE, nous résumerons aussi complètement que possible les recherches qui aboutirent aux découvertes des *sérums bactériolytiques* et des *sérums hémolytiques*, sérums dont il est nécessaire de bien connaître les propriétés pour l'étude de la *réaction de fixation* de BORDET ; nous étudierons ensuite la méthode qui a permis à M. BORDET de mettre en évidence les substances sensibilisatrices des sérums antimicrobiens.

La DEUXIÈME PARTIE sera consacrée à l'étude de la sensibilisatrice spécifique du sérum des typhiques.

PREMIÈRE PARTIE

CHAPITRE PREMIER

Sérums bactériolytiques.

SOMMAIRE. — Existence de substances bactéricides dans le sérum de certains vertébrés. Alexines de Büchner. Théorie humorale de l'immunité. Le phénomène de Pfeiffer. Recherches de Metchnikoff sur le destruction des bactéries *in vitro*. Travaux de Bodret sur le sérum des vaccinés : existence dans ce sérum d'une substance bactéricide, l'alexine, identique à celle du sérum des animaux neufs, et d'une substance préventive ou sensibilisatrice. Spécificité de la sensibilisatrice. Origine de l'alexine et de la sensibilisatrice : théorie humorale ; théorie leucocytaire. Agglutinines microbiennes.

Les propriétés bactéricides du sang des animaux sains furent constatées pour la première fois par NUTTALL qui vit que des bactéridies charbonneuses, mélangées à du sang de lapin, y étaient rapidement détruites : il s'agissait bien là d'une propriété humorale, car le pouvoir bactéricide, observé d'abord dans le sang de l'animal, s'étendait à d'autres humeurs de son organisme, à la sérosité oculaire entre autres.

Behring, Niessen, Flügge publièrent des faits analogues et confirmèrent l'existence du pouvoir bactéricide du sang de certains vertébrés. Ce pouvoir bactéricide était d'ailleurs très inégal suivant les espèces animales considérées : alors que le sang de pigeon et celui de chien se montraient à peu près inactifs contre la bactéridie charbonneuse, le sang de lapin, celui de cheval et celui de rat détruisaient très énergiquement la même bactéridie.

Büchner s'empare de la question et lui consacre de nombreux travaux. Il démontre tout d'abord que non seulement le sang, mais encore le sérum sanguin possède ce pouvoir bactéricide. Le sérum entièrement débarrassé de cellules a un pouvoir bactéricide identique à celui du sang complet.

Pour Büchner le pouvoir bactéricide est dû à la présence dans le sérum sanguin de substances spéciales auxquelles il donne le nom d'alexines.

Alexines de Büchner. — Nuttall avait observé dès ses premières recherches que le sang chauffé à 55° perd sa propriété bactéricide; c'est presque à ce seul caractère physique que se réduisent encore actuellement nos connaissances sur les alexines. Leurs autres caractères, bien étudiés par Büchner, sont malheureusement moins typiques.

Büchner a vu que ces alexines se comportent sur beaucoup de points comme les diastases. Elles n'agissent que lorsqu'elles sont en présence des sels qui les accompagnent ordinairement; perdent leur activité dès qu'on enlève ces sels par la dialyse, pour la récupérer, si on vient à restituer ces mêmes sels au sérum dialysé. Elles sont précipitables par l'alcool; le précipité, redissous dans de l'eau suffisamment riche en sels, fournit un liquide aussi bactéricide que le sérum originel. Elles suspendent leur action, sans pourtant se détruire, quand on abaisse la température au-dessous de 2°; leur activité s'exalte progressivement jusque vers 35-40°, puis fléchit progressivement encore pour disparaître, comme nous venons de le voir, à 55°.

Büchner a renoncé à les isoler et à caractériser par conséquent leur nature; cependant il les croit de nature albuminoïde.

Théorie humorale de l'immunité. — C'est en s'appuyant sur les faits que nous venons de rappeler que Flügge et Büchner édifièrent toute la théorie humorale de l'immunité.

D'après cette théorie qui est l'antipode de la théorie phagocytaire, les humeurs auraient pour mission de veiller à la désinfection de l'organisme à la façon de véritables « solutions antiseptiques ». Les bactéries entraînées dans le torrent circulatoire y rencontrent les alexines et s'y détruisent sans aucune intervention des éléments cellulaires du sang.

L'étude *in vivo* de cette destruction entra-cellulaire des bactéries, amena M. Pfeiffer à découvrir le phénomène qui porte aujourd'hui son nom.

Phénomène de Pfeiffer. — M. Pfeiffer a vu que, si on injecte dans la cavité péritonéale d'un cobaye ou d'un lapin hypervacciné contre le choléra, une émulsion de vibrions cholériques, et que 10, 20 ou 30 minutes après, on retire le liquide péritonéal, on observe le « phénomène » suivant : les vibrions deviennent immobiles, et perdent bientôt leur forme allongée en se transformant en corps ovales d'abord, ronds ensuite. Cette transformation se fait, pour la plus grande part, en dehors des cellules, dans le liquide péritonéal.

Le même phénomène se produit, si l'injection est faite dans le péritoine d'un animal neuf, à condition que l'on injecte simultanément une certaine dose de sérum anticholérique (choléra-sérum).

M. Pfeiffer avait vu que le choléra-sérum, chauffé à 60 ou 70°, et dépouillé ainsi de tout pouvoir bactéricide, était cependant encore capable de provoquer le phénomène; mais d'après lui, il fallait toujours, pour que le phénomène pût se produire, le concours de l'organisme.

Bientôt après, M. Metchnikoff constatait qu'il n'était nullement besoin d'un animal neuf pour mettre en évidence cette transformation du vibrion cholérique en granule; on peut l'observer dans un tube à essai, pourvu que l'on ait soin d'ajouter au choléra-sérum un peu d'exsudat péritonéal, riche en leucocytes.

Enfin M. Bordet établit que l'on peut reproduire *in vitro* le phénomène de Pfeiffer, en mélangeant simplement du choléra-sérum *frais* à une émulsion de vibrions cholériques : on voit les vibrions s'immobiliser, se transformer en granules et s'agglomérer en amas.

D'autre part du choléra-sérum conservé depuis longtemps ou chauffé une demi-heure à 55°, devient incapable de modifier la forme des vibrions, mais reste cependant agglutinant.

La substance bactéricide a été détruite dans ce sérum, mais, et ceci avait déjà été observé par Frænkel et Sobernhein, le sérum ainsi dépouillé de son pouvoir bactéricide n'en conserve pas moins ses qualités immunisantes. Il suffit d'ajouter à ce sérum chauffé, devenu incapable de provoquer à lui seul la transformation granuleuse du vibrion cholérique, une trace d'un sérum *frais* quelconque pour lui rendre toute l'activité que la chaleur lui avait fait perdre.

Le pouvoir bactéricide si intense du choléra-sérum est dû à l'action combinée sur le microbe, de deux substances bien distinctes, l'une la substance préventive, *la sensibilisatrice*, appartient en propre au sérum des organismes immunisés, elle est spécifique et capable d'agir même à dose très minime, elle résiste à la chaleur; l'autre, la substance bactéricide, l'*alexine* existe dans le sérum des animaux neufs comme dans celui des animaux immunisés; elle est détruite par un chauffage d'une demi-heure à 55°; elle n'est point spécifique par elle-même, et si elle n'est associée à la substance préventive, elle ne manifeste d'activité qu'à l'égard des vibrions très atténués. Il faut, pour que l'action de l'alexine soit énergique, la présence simultanée de la sensibilisatrice, dont seul le sérum des vaccinés est largement doté (1).

La substance préventive, la sensibilisatrice, agit spécifiquement sur les corps microbiens, se fixe sur eux, les prépare, les *sensibilise* à l'action de l'alexine dont elle exagère ainsi considérablement l'action nocive à l'égard de ces éléments. D'après M. Bordet, l'action de la sensibi-

(1) Nous continuerons au cours de cette étude à désigner la substance préventive sous le nom de *sensibilisatrice*, laissant de côté les termes synonymes d'anticorps (Pfeiffer), de philocytase (Metchnikoff), de substance intermédiaire (Ehrlich et Morgenroth). De même la substance destructrice sera toujours désignée sous le nom d'*alexine* et nous négligerons volontairement d'employer les termes équivalents de cytase (Metchnikoff), de complément (Ehrlich et Morgenroth) ou de lysine.

lisatrice sur les éléments microbiens serait comparable à l'action de certains agents fixateurs ou mordançants, qui confèrent à certaines substances la propriété d'absorber des couleurs qu'elles refusaient auparavant.

Origine de l'alexine et de la sensibilisatrice. — Dès le début de leurs recherches, les promoteurs de la théorie humorale s'étaient efforcés de trouver dans le sérum même l'origine du pouvoir bactéricide. Pour Büchner, les alexines étaient partie constituante du sérum, fonctionnaient dans l'organisme comme au dehors de lui, et le pouvoir bactéricide devait être considéré comme une manifestation vitale de l'organisme. Emmerich et Tsuboï étaient allés plus loin encore et ne voulaient voir dans la destruction extracellulaire des bactéries qu'une simple réaction chimique.

De son côté, Metchnikoff avait émis dès 1887 l'idée que les substances bactéricides du sérum pouvaient bien être d'origine leucocytaire; et deux ans plus tard, il écrivait : « Encore dois-je ajouter qu'en affirmant l'exclusion « complète des leucocytes dans l'action du sérum vis-à-« vis des bactéries, on n'a pas tenu compte de l'exis-« tence dans le sérum préparé des substances mises en « liberté à la suite de la destruction des leucocytes. On a « constaté à plusieurs reprises qu'en sortant de l'orga-« nisme un nombre considérable de ces cellules éclate et « rejette son contenu dans le liquide environnant. »

Les faits allaient venir confirmer cette hypothèse et montrer le bien fondé de la théorie cellulaire.

Werigo constate que, si l'on injecte dans le torrent circulatoire des cultures microbiennes, les oscillations que subit le pouvoir bactéricide sont complètement en rapport avec les variations identiques du nombre des globules blancs du sang.

Bastin, Everard, Demoor et Massart, Havet firent la même constatation.

Les leucocytes semblaient donc avoir un rôle prépondérant dans la genèse du pouvoir bactéricide. M. Denys vint en apporter la preuve.

Il parvint à séparer du sang, par une technique ingénieuse, les globules blancs et rien que ces globules ; comparant ensuite le pouvoir bactéricide du sang complet et du sang privé de ses leucocytes, il constata qu'en enlevant au sang par filtration ses globules blancs, il l'avait privé en même temps de la plus grande partie de son pouvoir bactéricide.

Denys montrait encore qu'en rendant au sang des leucocytes provenant de pus obtenu avec des cultures mortes de staphylocoques, il pouvait régénérer le sang et lui rendre son pouvoir bactéricide.

Enfin M. Metchnikoff et ses élèves MM. Bordet, Cantacuzène démontraient que les deux principes actifs des sérums bactérides, l'alexine comme la sensibilisatrice, sont d'origine leucocytaire.

Si on diminue *in vivo* le nombre des globules blancs du sang (soit en provoquant de l'hypoleucocytose par injection intra-veineuse de carmin finement pulvérisé, soit en expérimentant avec du liquide d'œdème obtenu par compression veineuse), le plasma sanguin, pauvre en leucocytes ainsi obtenu, possède au double point de vue destructif et préventif une infériorité marquée sur le sérum provenant par coagulation du sang complet.

Il est légitime d'admettre, avec M. Metchnikoff, que les leucocytes, retirés des vaisseaux, laissent diffuser dans le liquide ambiant, dans le sérum, les substances microbicides qu'ils retenaient fixées en eux, lorsqu'ils se trouvaient dans leurs conditions normales d'existence. La phagolyse qui se produit pendant la coagulation du sang est la condition nécessaire à la mise en liberté dans le sérum de l'alexine et de la sensibilisatrice, et ainsi s'explique pourquoi le pouvoir bactéricide des humeurs si marqué *in vitro*, est en général beaucoup moins accusé pendant la vie.

Agglutinines microbiennes. — Nous avons indiqué, en décrivant le phénomène de Pfeiffer *in vitro*, que le choléra-sérum agglutine le vibrion cholérique, même après avoir été chauffé à 55°. Il existe donc dans le sérum des animaux vaccinés en dehors de l'alexine et de la substance sensibilisatrice, et indépendantes d'elles, des substances dites agglutinantes qui possèdent, comme l'indique leur nom la propriété, de rassembler en amas les microbes épars au sein d'un liquide.

C'est ce qu'avaient observé, à une époque où il n'était pas encore question d'agglutination, MM. Charrin et Roger pour le bacille pyocyanique ; ce que M. Metchnikoff et ses élèves ont bien vu pour le *vibrio Metchnikowii*, le pneumocoque, le bacille typhique, le coli-bacille, etc.

Mais comme l'ont montré M. Bordet, M. Pfeiffer, cette propriété d'agglomérer les microbes n'appartient pas exclusivement au sérum des animaux immunisés. Le sérum de cheval neuf, par exemple, agglutine nettement le vibrion cholérique, le bacterium coli, le bacille d'Erberth, etc. ; mais ce pouvoir agglutinant est généralement faible dans les divers sérums. Dans le sérum de l'animal vacciné ce pouvoir se révèle au contraire avec une remarquable puissance et revêt un véritable caractère de spécificité. Grâce à la méthode de dilutions des sérums, imaginée par M. Bordet, MM. Gruber et Durham ont pu appliquer pratiquement l'étude de l'agglutination à la différenciation des vibrions entre eux et à celle du bacille d'Eberth et des bacilles d'espèces voisines.

Enfin nous savons aujourd'hui, depuis les recherches de M. Widal, que cette propriété agglutinante existe non seulement dans le sérum des individus immunisés, mais aussi dans le sérum des individus infectés par les bactéties que nous venons d'indiquer et c'est sur ce fait que M. Widal a fondé sa méthode du séro-diagnostic de la fièvre typhoïde.

CHAPITRE II

Sérums hémolytiques.

SOMMAIRE. — Existence de substances globulicides et d'agglutinines globulaires dans le sérum des animaux neufs. Propriétés du sérum des cobayes traités par le sang de lapin. Sérums hémolytiques : propriété agglutinante, propriété sensibilisatrice, propriété précipitante. Identité des deux substances globulicides et bactéricides.

On sait depuis les travaux de CREITE, LANDOIS, PANUM, HAYEM, que le sérum sanguin d'une espèce animale quelconque possède la propriété de dissoudre, avec plus ou moins de rapidité, les globules rouges d'individus d'espèce différente.

CREITE et LANDOIS observèrent pour la première fois, *in vitro*, l'action d'un sérum sanguin sur le sang d'origine étrangère. Ils purent constater que le sérum de chien possédait une action dissolvante énergique sur les globules sanguins des autres espèces animales ; les sérums d'homme, de chat, de porc, de mouton, présentaient à des degrés divers la même propriété.

Cette propriété dissolvante du sérum d'une espèce animale vis-à-vis des hématies d'une autre espèce, expliquait les accidents graves, parfois mortels, que l'on avait observés à l'époque où l'on essayait, dans un but thérapeutique, de transfuser à l'homme le sang ou le sérum de différents mammifères.

Mais ce n'est en réalité que depuis les recherches de M. Daremberg et de M. Büchner que nous avons des connaissances précises sur le pouvoir globulicide du sérum sanguin.

Si l'on mélange, comme l'ont montré ces auteurs, à du sérum de chien une trace de sang de pigeon, on voit ses globules perdre leur matière colorante et être, en vingt-cinq ou trente minutes, réduits à leur seul noyau.

Si l'on fait agir du sérum de lapin sur des globules de cobaye, la transformation est encore plus frappante : les hématies laissent diffuser leur hémoglobine, et, devenues complètement transparentes, sont presque invisibles.

M. Daremberg avait constaté que cette propriété globulicide du sérum sanguin disparaissait par le chauffage à 55°.

Büchner fit la même constatation, et de même qu'il avait attribué le pouvoir bactéricide du sérum aux alexines, il attribuait à ces mêmes alexines le pouvoir globulicide, tant lui paraissaient superposables les lois qui régissaient la destruction des bactéries et celle des globules rouges au contact d'un sérum sanguin normal.

Enfin M. Bordet attirait l'attention sur ce fait que dans les sérums normaux à côté des alexines et indépendamment d'elles, existaient des substances capables de rassembler en amas, non plus seulement les éléments microbiens, comme nous l'avons vu au chapitre précédent, mais des globules rouges épars au sein d'un liquide.

Le sérum d'un animal quelconque peut agglomérer et agglomère parfois avec une remarquable énergie les globules rouges d'une autre espèce animale. Ainsi le sérum de poule agglutine fortement les hématies de chien, de rat, de lapin moyennement les hématies de pigeon ; faiblement les hématies de cobaye. Le sérum de lapin agglutine faiblement les hématies de cobaye, d'homme, de poule, et de rat, etc...

Il s'agit bien là d'un phénomène différent de la globulolyse : le sérum de poule qui dissout et agglomère les hématies de lapin, chauffé à 55°, perd son pouvoir globulicide, tandis que la substance agglutinante résiste parfaitement à cette température.

Dans le sérum sanguin de l'animal neuf, normal, il semble donc exister à côté des alexines et des agglutinines bactériennes, des alexines et des agglutinines globulaires.

Cette analogie entre l'action des sérums normaux sur les microbes et celle de ces mêmes sérums sur les globules rouges d'espèce différente, suggéra à M. Bordet l'idée de rechercher s'il ne serait pas possible d'augmenter le pouvoir globulicide d'un sérum, de même que l'on augmente le pouvoir bactéricide des humeurs pour un microorganisme déterminé, en injectant à l'animal des doses répétées et progressivement croissantes des produits bactériens correspondants. En d'autres termes la vaccination contre les globules aurait-elle les mêmes effets que la vaccination contre les microbes ?

Ayant injecté à plusieurs reprises du sang défibriné de lapin dans le péritoine de cobayes, il constata effectivement que le sérum des cobayes ainsi vaccinés se comportait vis-à-vis des globules du lapin comme le sérum d'un cobaye, immunisé contre le vibrion cholérique, vis-à-vis de ce vibrion.

Le sérum actif ainsi obtenu exerce, sur les hématies de

lapin, une influence nocive ; il les agglutine et les dissout énergiquement. Il est hémolytique pour les hématies de lapin.

Ces faits, découverts par Bordet, ont été confirmés par d'autres expérimentateurs, Ehrlich et Morgenroth, von Dungern, Landsteiner, Nolf, etc.

M. Metchnikoff montra que le sérum de cobayes traités par le sang d'oie acquérait des propriétés identiques à celles du sérum de cobayes traités par le sang de lapin : le sérum de ces cobayes attaque énergiquement *in vitro* et *in vivo* les hématies d'oie et les dissout, ne respectant que les noyaux des globules.

Propriétés des sérums hémolytiques (1). — Pour obtenir un sérum hémolytique, il suffit, comme nous venons de le voir, d'injecter à un animal des doses répétées de sang défibriné d'un animal d'espèce différente. Pratiquement un cobaye ayant reçu sous la peau ou dans le péritoine 2 à 3 injections de 3 à 5 c. c. de sang défibriné de lapin fournit un sérum suffisamment actif.

Le sérum de ce cobaye agglutine fortement, puis dissout les hématies de lapin neuf. Le pouvoir dissolvant disparaît lorsque le sérum a été chauffé 1/2 heure à 55° ; il est reconstitué, si à un tel sérum on ajoute du sérum neuf de lapin ou de cobaye, sérum contenant, on le sait, de l'alexine.

L'hémo-sérum chauffé à 55° garde à la fois la propriété agglutinante et celle de reconstituer, avec une alexine

(1) Pour désigner les *sérums hémolytiques* on emploie aussi fréquemment les expressions de *sérums antihématiques*, d'*hémo-sérums*, d'*hémotoxines* ou *hémolysines*.

quelconque, un mélange doué d'un pouvoir globulicide intense.

En effet, si on introduit dans le péritoine du cobaye neuf du sang défibriné de lapin, additionné de sérum actif chauffé à 55°, on constate la destruction rapide des hématies sous l'influence de l'alexine de l'exsudat péritonéal. De même, les hématies injectées dans le péritoine d'un cobaye traité sont rapidement détruites.

Le pouvoir hémolytique d'un tel sérum est donc constitué par deux substances différentes, dont l'une, l'alexine, est peu stable, et est détruite par un chauffage d'une 1/2 heure à 55°; l'autre, la sensibilisatrice, résiste bien à cette température. Il faut, pour qu'un sérum détruise activement les hématies, qu'il contienne à la fois ces deux substances.

Enfin, si l'on fait agir de l'hémo-sérum préalablement chauffé à 55° sur des hématies de lapin et que l'on centrifuge le mélange, le liquide clair, décanté après la centrifugation, n'agglomère plus de nouvelles hématies : *l'agglutinine spécifique est donc fixée par les hématies.*

De plus, comme l'ont montré MM. Ehrlich et Morgenroth, *la sensibilisatrice s'est fixée elle aussi assez énergiquement sur ces mêmes globules rouges*, pour que des lavages répétés, au moyen de la solution physiologique de NaCl, ne puissent plus l'enlever. Des globules soumis à l'action de l'hémo-sérum chauffé à 55°, puis lavés, ainsi que nous venons de le dire, se dissolvent au contact d'un sérum neuf, frais, aussi rapidement que des globules traités par la même dose de sérum actif, mais qui n'ont été soumis à aucun lavage.

Enfin, M. Bordet, étudiant le sérum de lapins vaccinés contre le sang de poule, observait un nouveau phénomène : le sérum était devenu agglutinant, globulicide et de plus, mélangé au sérum de poule, il précipitait ce dernier, alors qu'un mélange de sérum de lapin normal et de sérum de poule restait parfaitement limpide.

Cette *propriété précipitante* avait déjà été signalée par Tchistovitch dans le sérum de lapins vaccinés contre le sérum de cheval et le sérum d'anguille (1).

Ces trois propriétés du sérum de lapin traité par le sang de poule, agglutinante, sensibilisatrice et précipitante, sont complètement indépendantes les unes des autres.

Les propriétés agglutinante et sensibilisatrice résistent facilement, avons-nous vu, à la température de 55°.

La propriété agglutinante s'atténue après chauffage à 65° pendant une heure, pour devenir presque imperceptible après chauffage pendant le même temps à 70°.

La propriété sensibilisatrice se manifeste encore fortement dans le sérum chauffé à 70°; elle est très atténuée, sans avoir complètement disparu, après un chauffage de 1/2 heure à 75°.

D'après Nolf on pourrait même les dissocier, les deux

(1) Il vient tout naturellement à l'esprit de rapprocher ce phénomène de la réaction précipitante de Tchistovitch des phénomènes observés par M. R. Kraus, puis par Ch. Nicolle dans les sérums antimicrobiens. Si, après avoir filtré sur un filtre Chamberland une culture de vibrion cholérique, par exemple, on mélange x gouttes du liquide limpide et stérile ainsi obtenu avec une goutte de sérum actif (sérum provenant d'un animal immunisé contre le vibrion cholérique), on voit au bout de quelques heures se former dans le mélange des grains floconneux, tout à fait analogues d'aspect à des amas microbiens. Un bouillon de culture filtré et son sérum spécifique, inertes quand ils sont isolés, se coagulent donc lorsqu'ils sont mélangés en certaines proportions.

Cette propriété des sérums antimicrobiens a été récemment encore étudiée par M. A. Castellani.

premières succédant à l'injection des corps globulaires, la réaction précipitante résultant de l'injection du sérum et attribuée par Nolf à la globuline du sérum.

La vaccination d'un mammifère ou d'un oiseau au moyen du sang d'une espèce différente ne donne pas toujours les mêmes résultats que la vaccination du lapin par le sang de poule.

L'une ou l'autre des trois propriétés agglutinante, sensibilisatrice ou précipitante, peut faire défaut ou être peu développée. Ainsi, d'après Ehrlich et Morgenroth, l'injection de sang de mouton à des chèvres amène la production d'une sensibilisatrice seule, sans agglutinine, tandis que, d'après Landsteiner, l'injection de sang de chien ou de cheval à des lapins a surtout pour conséquence la formation d'agglutinine.

Identité dans un même sérum de l'alexine bactériolytique et de l'alexine hémolytique. — Si, dans un mélange de vibrions cholériques et de choléra-sérum chauffé à 55° et par conséquent ne contenant plus que la sensibilisatrice anticholérique, on introduit une certaine quantité de sérum frais de cobaye, l'alexine de ce dernier attaque énergiquement les vibrions et les transforme en granules. D'autre part, si on ajoute à un mélange de globules rouges et de sérum hémolytique pour ces globules chauffé à 55°, une même quantité de sérum frais, provenant du même cobaye, ce sérum détruit les globules rouges.

Est-ce à dire que dans le sérum de cobaye il existe deux alexines différentes, l'une bactériolytique, l'autre hémolytique?

Dès ses premières recherches M. Büchner avait émis l'idée que la substance qui détruit les microbes est identique à celle qui produit l'hémolyse; mais c'est encore à M. Bordet que nous devons le démonstration expérimentale de cette hypothèse.

Lorsque, comme l'a montré cet auteur, on mélange à du sérum frais de cobaye des vibrions cholériques normaux, les vibrions ne sont pas détruits ou ne sont atteints qu'en petit nombre; si dans un pareil mélange on vient à ajouter des globules sensibilisés (c'est-à-dire des hématies additionnées de sérum hémolytique préalablement chauffé à 55°), on constate que ces globules se détruisent avec rapidité. Les vibrions cholériques n'avaient donc ni transformé, ni fixé l'alexine nécessaire à la destruction globulaire.

Inversement, si on mélange à du sérum de cobaye neuf, en même dose que précédement, des vibrions cholériques additionnés cette fois de choléra-sérum chauffé à 55°, ces vibrions subissent rapidement la transformation en granule; que l'on vienne à ajouter à ce mélange comme dans l'expérience précédente des globules rouges sensibilisés et l'on constate que ces globules restent indéfiniment intacts.

L'alexine nécessaire à leur destruction a été cette fois fixée et absorbée par les vibrions cholériques sensibilisés.

L'alexine qui se fixe sur les vibrions sensibilisés est donc identique à celle qui produit l'hémolyse.

CHAPITRE III

La réaction de fixation de Bordet.

SOMMAIRE. — Méthode de Bordet pour mettre en évidence la substance sensibilisatrice. Utilisation de la propriété dont est douée la substance sensibilisatrice de faire absorber l'alexine par le microbe qu'elle impressionne. Technique. Existence d'une sensibilisatrice dans le sérum des animaux vaccinés contre la peste, le vaccin charbonneux, le rouget des porcs, la fièvre typhoïde, le proteus vulgaris. Existence d'une sensibilisatrice dans le sérum humain provenant de convalescents de la fièvre typhoïde.

Nous avons vu que, pour mettre en évidence la présence d'une substance sensibilisatrice dans le choléra-sérum, M. BORDET avait utilisé la métamorphose si particulière du vibrion cholérique en granules, la bactériolyse de ce vibrion. Cette méthode ne pouvait donc être employée qu'en présence de microbes susceptibles de subir au contact du sérum actif des modifications facilement constatables au microscope : il fallait que l'on pût observer aisément la bactériolyse. Or tous les microbes sont loin de satisfaire à cette exigence; la plupart ne se laissent pas détruire, ni même visiblement altérer au contact de sérums d'animaux même fortement immunisés.

Il fallait donc mettre en œuvre un procédé différent.

C'est encore à M. Bordet que revint le mérite de cette découverte.

Les expériences qu'il avait antérieurement réalisées lui avaient permis d'établir ces deux notions fondamentales :

1° Les globules ou les microbes acquièrent sous l'influence de la sensibilisatrice le pouvoir d'absorber l'alexine, dont ils subissent l'influence destructive, et de la faire disparaître du liquide ambiant ;

2° Dans un même sérum, la même alexine peut provoquer soit l'hémolyse soit la bactériolyse.

Ce sont ces notions qui suggérèrent, à MM. Bordet et Gengou, l'idée d'utiliser, « pour dénoter l'existence d'une sensibilisatrice dans un sérum anti-microbien, la propriété dont cette substance est douée de faire absorber l'alexine par le microbe qu'elle impressionne. »

Voici la description de l'expérience fondée sur ce principe, telle que MM. Bordet et Gengou la donnent à propos du *sérum antipesteux* (sérum de cheval vacciné contre le bacille de la peste).

« On chauffe ce sérum à 56° pendant une demi-heure, « en même temps que du sérum de cheval neuf; ce « chauffage rend l'alexine inactive. Une culture sur gé- « lose de bacille pesteux âgée de 24 heures est délayée « dans une quantité assez faible de la solution physiolo- « gique de NaCl; on obtient ainsi une émulsion bien « trouble, riche en microbes. On dispose en outre de « sérum, bien débarrassé de globules par la centrifuga- « tion, et provenant d'un cobaye neuf qui a été saigné la « veille. C'est le sérum alexique. On prépare dans des « tubes à réactifs les six mélanges suivants :

a. Ce tube contient : 2/10 de c. c. de sérum alexique; « 4/10 de c. c. d'émulsion de bacilles pesteux; 12/10 de

« c. c. de sérum antipesteux (préalablement chauffé à « 56°).

b. Comme le précédent, ce mélange renferme 2/10 de « c. c. de sérum alexique et 4/10 de c. c. d'émulsion de « bacilles. Mais il contient, au lieu de sérum antipesteux « de cheval, 12/10 de c. c. de sérum de cheval neuf (préa- « lablement chauffé à 56°).

c. Ce mélange est identique à *a*, sauf qu'il ne renferme « pas d'émulsion pesteuse. Il se compose donc de 2/10 de « c. c. de sérum alexique, et de 12/10 de c. c. de sérum « antipesteux.

d. Identique à *b*, sauf qu'il ne renferme pas d'émulsion « de bacilles. Il se compose donc de 2/10 de c. c. de sérum « alexique, et de 12/10 de c. c. de sérum de cheval neuf.

« Ces quatre premiers mélanges renferment tous, on le « voit, la même dose d'alexine (sérum de cobaye neuf).

e. Contient : 4/10 de c. c. d'émulsion pesteuse; 12/10 de « c. c. de sérum antipesteux.

f. contient : 4/10 de c. c. d'émulsion pesteuse; 12/10 « de c. c. de sérum de cheval neuf.

« Ces deux derniers tubes sont respectivement sembla- « bles à *a* et *b*, sauf qu'ils ne contiennent pas d'alexine.

« On attend cinq heures environ, pendant lesquelles les « mélanges restent à la température du laboratoire (15-20°). « On introduit ensuite dans les divers tubes, au même « moment, 2/10 de c. c. d'un mélange ainsi constitué : « 2 c. c. de sérum (préalablement chauffé pendant une « demi-heure à 55°-5) provenant d'un cobaye traité an- « térieurement par 3 ou 4 injections de 4-5 c. c. de sang « défibriné de lapin; 20 gouttes de sang défibriné de « lapin (préalablement « lavé » à l'eau physiologique, pour « le débarrasser de l'alexine qu'il contient). En d'autres

« termes, chaque tube reçoit 2 gouttes de *sang très for-* « *tement sensibilisé.*

« Voici le résultat de l'expérience :

« L'hémolyse apparaît très vite, avec une rapidité très « semblable, dans les tubes *b*, *c*, *d*. Au bout de 5-10 mi- « nutes, ces mélanges ne renferment plus de globules « intacts. Dans le tube *a*, qui renferme, outre le sérum « alexique, les bacilles et le sérum antipesteux, *l'hémo-* « *lyse ne se produit pas*. Les globules y restent intacts « pendant des jours entiers. Ils restent intacts aussi, comme « il fallait s'y attendre, dans les tubes *e*, *f*, qui ne con- « tiennent pas d'alexine. Nous voyons donc que : 1° le « bacille pesteux mélangé à du sérum de cheval neuf, « n'absorbe pas (ou n'absorbe que d'une manière insi- « gnifiante) l'alexine; 2° ce même bacille, en présence du « sérum antipesteux de cheval vacciné, fixe l'alexine « avec beaucoup d'avidité et la fait disparaître du liquide « ambiant; 3° le sérum antipesteux non additionné de « bacilles, laisse l'alexine parfaitement libre.

« En conséquence, il faut conclure que le sérum d'un « cheval vacciné contre le bacille pesteux contient une « *sensibilisatrice qui confère à ce microbe le pouvoir de* « *fixer l'alexine*. Cette sensibilisatrice se comporte donc « comme les substances correspondantes que l'on trouve « dans le choléra-sérum et les sérums hémolytiques. »

C'est grâce à cette véritable *réaction de fixation* de l'alexine par les microbes, sous l'influence de la sensibilisatrice, que MM. Bordet et Gengou ont pu démontrer l'existence de sensibilisatrices spécifiques, dans le sérum de cheval vacciné contre le rouget des porcs, et de cobayes vaccinés contre le premier vaccin charbonneux, le proteus vulgaris, et contre le bacille typhique.

Dans ces dernières expériences, les cobayes avaient reçu trois injections d'émulsion de bacilles d'Eberth, obtenu en délayant une culture sur gélose dans la solution physiologique de NaCl. L'expérience révéla une fixation d'alexine très énergique par le bacille d'Eberth, sous l'influence du sérum actif.

Enfin, MM. Bordet et Gengou pouvaient mettre en évidence l'existence d'une sensibilisatrice spécifique dans le sérum de deux convalescents de la fièvre typhoïde.

Les sérums employés provenaient de deux malades du service de M. le docteur Widal, ayant présenté, de la manière la plus typique, la marche et tous les symptômes classiques de la dothiénentérie, et apyrétiques depuis 20 à 30 jours. Les auteurs qui, l'un et l'autre, n'avaient pas eu la fièvre typhoïde, employèrent leurs propres sérums comme sérums témoins; une petite quantité de l'un des sérums témoins non chauffé servit de sérum alexique dans l'expérience.

« Le résultat fut très démonstratif. Dans les tubes con-
« tenant l'alexine (2/10 de c.c. sérum humain non chauffé),
« l'émulsion de b. typhique (5/10 de cc.) et l'un des
« sérums témoins (9/10 de c.c. de sérum préalablement
« chauffé à 56°), aucune fixation d'alexine ne s'effectua.
« L'hémolyse des globules de lapin sensibilisés, introduits
« dans le mélange, après quelques heures, s'opéra très
« rapidement, aussi vite que dans des mélanges témoins
« contenant les mêmes doses de sérum, mais ne renfer-
« mant pas de bacilles. Au contraire dans les mélanges
« contenant en proportions correspondantes l'alexine hu-
« maine, le b. typhique, l'un ou l'autre des deux sérums
« (préalablement chauffés à 56°) provenant des convales-
« cents, les globules sensibilisés que l'on ajoute, gardent

« leur hémoglobine pendant des jours entiers. Dans les « mélanges similaires, mais dépourvus de bacilles, l'hé- « molyse se fait bien entendu avec la rapidité habituelle. »

Tous les phénomènes observés dans l'étude du choléra-sérum se reproduisent identiquement pareils, dans le sérum des animaux vaccinés contre un grand nombre d'éléments microbiens. Dans l'organisme, apparaît, sous l'influence de la vaccination, une sensibilisatrice, variable suivant le microbe qui a servi à l'immunisation, qui agit sur tel microbe en particulier et le prépare à sentir plus vivement l'action de la substance bactéricide de l'alexine.

DEUXIÈME PARTIE

CHAPITRE PREMIER

Existence d'une substance sensibilisatrice spécifique dans le sérum des typhiques.

SOMMAIRE. — L'existence d'une substance sensibilisatrice spécifique peut être mise en évidence, au cours de la fièvre typhoïde, par la méthode de Bordet. Modifications apportées à la technique. La réaction de fixation existe au cours de la dothiénentérie. Elle n'est point une propriété vitale du microbe : on peut l'obtenir en employant des bacilles morts. Elle est spécifique.

Sous l'influence de la vaccination contre des microbes ou des cellules, comme sous l'influence de la maladie, apparaissent dans le sérum sanguin des substances préventives spéciales qui sensibilisent les microbes ou les cellules et les rendent aptes à absorber l'alexine, substance destructive, bactéricide et cytolytique. La sensibilisatrice ne peut rien sans l'alexine qui détruit, mais l'alexine n'acquiert toute son activité que grâce à la sensibilisatrice qui prépare.

Tels sont les faits fondamentaux établis par les remarquables recherches de M. Bordet.

La production d'une sensibilisatrice n'est-elle qu'une réaction du sérum des vaccinés ? L'infection ne peut-elle suffire à provoquer l'apparition dans le sérum sanguin de cette même sensibilisatrice ? Telle est la question que nous avons entrepris de résoudre.

MM. Bordet et Gengou avaient constaté, dans le sérum de deux convalescents de fièvre typhoïde, l'existence d'une sensibilisatrice spécifique. Nous avons recherché si cette sensibilisatrice pouvait apparaître au cours et même au début de la dothiénentérie.

Nous avons pour cela suivi la technique de M. Bordet et nous avons employé pour nos mélanges les proportions indiquées par lui. Cependant, au lieu de faire les dosages des quantités de liquide employées par fractions de centimètres cubes, nous les avons faits par gouttes ; ce procédé plus commode est suffisamment exact, à condition de faire usage de pipettes de calibre sensiblement égal.

Technique. — Avant d'entrer dans le détail de l'expérience, rappelons brièvement les différents éléments nécessaires à sa réalisation.

a. *Le sérum typhique.* — Le sang humain, dans le sérum duquel on se propose de rechercher la sensibilisatrice, doit être recueilli aseptiquement. La prise du sang au niveau des veines du pli du coude au moyen d'une aiguille enfoncée directement dans le vaisseau, et adaptée au niveau de sa monture à un petit tube de caoutchouc, permet de recueillir, dans des conditions parfaites d'asepsie, la quantité de sang dont on a besoin. On peut aussi plus simplement recueillir le sang après piqûre de la pulpe d'un doigt que l'on a préalablement lavé antiseptiquement, puis desséché.

Le sang recueilli, on attend la séparation du sérum et du caillot, puis on centrifuge le sérum pour le débarrasser de tout élément cellulaire. Le sérum est alors chauffé au bain-marie à 56° pendant une demi-heure : l'alexine qu'il contenait est ainsi détruite et seule subsiste la sensibilisatrice qui, elle, n'est nullement altérée par la température de 56°.

b. *Le sérum alexique.* — On peut employer comme sérum alexique, un sérum frais quelconque, après avoir eu soin de le centrifuger, tous contenant de l'alexine.

c. *Émulsion de bacille typhique.* — Cette émulsion sera obtenue en délayant dans trois à quatre centimètres cubes d'une solution de chlorure de sodium à 7 p. 1.000, une culture de bacille d'Eberth sur gélose, âgée de 24 heures. Cette émulsion doit être très trouble.

d. *Des globules rouges.* — Ils peuvent provenir d'un animal quelconque (poule, oie, cobaye); le sang de l'animal recueilli aseptiquement est défibriné, puis lavé trois fois de suite dans de l'eau salée à 7 p. 1.000, par centrifugation et décantage successifs. On débarrasse ainsi complètement les globules rouges du sérum dans lequel ils baignaient, et par suite de toute trace de l'alexine de ce sérum.

e. *Le sérum hémolytique* enfin, provenant d'un animal vacciné contre les mêmes globules rouges que l'on emploie dans l'expérience. Ce sérum est chauffé à 56° pour le dépouiller de son alexine propre ; il ne conserve que sa sensibilisatrice et son agglutinine spécifiques.

Ces divers éléments étant préparés, nous commençons par confectionner dans un tube à essai un premier mélange composé de :

1° Quatre gouttes de sérum frais, alexique ;

2° Dix gouttes de l'émulsion de bacilles typhiques ;

3° Dix-huit gouttes du sérum à diagnostiquer, préalablement chauffé à 56° (1).

Dans un second tube, qui servira de témoin, nous faisons un mélange semblable, en substituant seulement aux dix-huit gouttes de sérum typhique ou supposé tel, dix-huit gouttes d'un sérum chauffé lui aussi à 56° et provenant d'un sujet sain.

Nous laissons les différents éléments de ces mélanges en contact pendant cinq heures ; après ce temps, nous additionnons chaque tube de quatre gouttes d'un second mélange composé de :

1° Une partie de globules rouges lavés ;

2° Deux parties de sérum hémolytique pour ces mêmes globules, préalablement chauffé à 56°.

Ce second mélange représente en un mot des globules rouges, sensibilisés par un sérum spécifique, tout prêts à se laisser imprégner et hémolyser par l'alexine du premier mélange, s'ils la trouvent encore libre quand on les ajoute à ce milieu.

(1) Lorsque l'on ne dispose que d'une petite quantité de sérum, on peut fort bien dédoubler les proportions que nous venons d'indiquer et n'employer que neuf gouttes de sérum à diagnostiquer, pour deux gouttes de sérum frais, et cinq gouttes d'émulsion de bacilles typhiques, sans qu'il en résulte aucun inconvénient.

En effet, que s'est-il passé dans le premier mélange, pendant les quelques heures où ses différents éléments sont restés en contact ?

Si le sérum à diagnostiquer contient une sensibilisatrice spécifique, sous son influence les bacilles d'Eberth vont fixer l'alexine et la faire complètement disparaître du milieu ambiant. Les globules rouges sensibilisés introduits dans ce milieu n'y subiront aucune altération.

Si au contraire il n'y a pas de sensibilisatrice il n'y aura aucune fixation d'alexine par les bacilles, et les globules sensibilisés se détruiront très rapidement au contact de l'alexine restée libre dans le mélange.

Rien n'est plus saisissant que la comparaison à l'œil nu et au microscope du tube contenant le sérum témoin et du tube contenant le sérum typhique.

Dans le premier tube, l'hémolyse apparaît en général rapidement, surtout à la température de 37°. A la température du laboratoire, elle est souvent apparente déjà, après une heure ou deux; elle est, en général, complète après quelques heures. Toute la colonne de liquide est alors colorée en rouge; au fond du tube est un dépôt peu abondant, gris rougeâtre, et si on agite, il s'émulsionne complètement sans former de grumeaux.

Dans le second tube, qui contient le sérum typhique, le liquide garde sa couleur primitive et ne se colore nullement en rouge. Le dépôt, au fond du tube, est rouge foncé, presque noirâtre, compact, agglutiné; il se dissocie difficilement et une agitation prolongée ne fait que le diviser en grumeaux plus ou moins volumineux et n'arrive pas à produire une émulsion véritable.

Au microscope, dans le tube hémolysé, les globules rouges sont décolorés et déformés; ils apparaissent comme de petits disques blanchâtres, à bords plus ou moin réguliers, et après vingt-quatre heures, c'est à peine si l'on aperçoit de loin en loin un globule rouge intact.

Dans le tube non hémolysé, c'est-à-dire dans celui qui contient le sérum typhique, les globules rouges, sur beaucoup de points réunis en amas, ont conservé leur couleur et leur forme; c'est à peine si de loin en loin on aperçoit un globule hémolysé.

Ce double aspect est surtout frappant si on opère avec des globules nucléés comme ceux de la poule ou de l'oie : tandis que les globules mêlés au milieu contenant le sérum typhique apparaissent agglutinés avec leur noyau brillant et leur protoplasme nettement coloré par l'hémoglobine, dans le tube témoin, le protoplasme des hématies est entièrement décoloré, presque invisible, et les noyaux seuls apparaissent groupés en amas.

La réaction n'est pas toujours aussi pure. Dans les tubes hémolysés subsistent parfois un certain nombre de globules rouges intacts; de même dans les tubes non hémolysés : un certain nombre de globules sont parfois fortement altérés. C'est une affaire de temps et dans certains cas une affaire d'intensité de la réaction.

Il est un point sur lequel on ne saurait trop insister : la valeur de l'alexine du sérum frais non chauffé commande tout le phénomène.

Le sérum alexique doit être recueilli, autant que possible, le jour même de l'expérience. Même dans ces conditions, certains sérums humains, comme nous l'avons plusieurs fois reconnu, semblent très pauvres en alexines ; ils sont incapables d'opérer une bonne hémolyse et leur usage pourrait prêter à erreur. Les recherches récentes de MM. J. Camus et Pagniez, sur les variations de la quantité d'alexine dans les différents sérums humains, sont venues nous confirmer dans notre opinion. Ces auteurs ont montré que non seulement la quantité d'alexine varie d'individu à individu, mais encore qu'elle peut varier chez le même individu au cours d'une maladie.

Pour se mettre à l'abri de toute cause d'erreur, il vaut donc mieux employer, de préférence aux sérums humains, des sérums provenant d'animaux sains, et c'est le sérum frais de cobaye qui nous a paru de l'emploi le plus sûr.

Il est en tous cas prudent d'opérer toujours comparativement sur un sérum témoin non typhique et de s'assurer que dans ce cas l'alexine non fixée sur les bacilles produit bien l'hémolyse des globules rouges.

La réaction de fixation avec les bacilles morts. — Nous avons recherché si la réaction pouvait s'exercer sur les bacilles tués par la chaleur. Nous avons pour cela fait usage d'une culture de bacille d'Eberth sur gélose, âgée de vingt-quatre heures, émulsionnée comme précédemment dans une solution de chlorure de sodium à 7 pour 1.000. Cette émulsion avait été exposée au bain-marie à 61° pendant trois quarts d'heure.

La réaction est aussi nette sur les bacilles ainsi tués par la chaleur, que sur les bacilles vivants.

L'alexine est entièrement fixée par les bacilles morts, sensibilisés par un sérum typhique, et les globules rouges de poule qui sont introduits dans le mélange, ne subissent pas l'hémolyse.

La réaction, comme lorsqu'on opère sur les bacilles vivants, est plus ou moins complète suivant le sérum typhique employé.

Spécificité de la sensibilisatrice typhique. — Restait un point à élucider : le pouvoir sensibilisateur du sérum des typhiques était-il strictement spécifique?

Déjà, MM. Bordet et Gengou, en étudiant les propriétés du sérum des cobayes vaccinés contre la fièvre typhoïde, avaient observé comparativement l'influence de ce sérum sur le bacille d'Eberth et sur le bactérium coli. Dans ces condition l'action exercée par le sérum antityphique manifeste une spécificité incontestablement très marquée, mais non absolue. En effet le bactérium coli, sous l'influence du sérum actif, acquiert bien à un certain degré le pouvoir d'absorber l'alexine; mais tandis qu'il suffit d'une dose relativement faible de sérum antityphique et de bacille d'Eberth pour absorber complètement l'alexine du milieu ambiant, il faut des quantités relativement fortes (au moins le double des premières) de bactérium coli et de sérum actif pour que l'on puisse constater une fixation d'alexine, encore partielle, mais cependant assez marquée pour être évidente. Le bactérium coli ressent donc, bien moins que le bacille typhique il est vrai, l'influence sensibilisatrice du sérum actif.

Nous avons recherché aussi comparativement l'action du sérum de typhique sur le bacille d'Eberth et sur le bactérium coli, et nous avons pu faire la même constatation que MM. Bordet et Gengou.

Il n'en reste pas moins vrai qu'en employant les proportions indiquées plus haut, on n'observe aucune fixation appréciable d'alexine par le bactérium coli sous l'influence de la sensibilisatrice typhique.

Il ne faut d'ailleurs pas oublier qu'en dehors même de l'action d'une sensibilisatrice spécifique, la plupart des microbes sont capables de fixer sinon la totalité, comme le pensaient Bail et Neisser, mais du moins une partie de l'alexine du milieu ambiant.

D'autre part, dans les recherches de contrôle que nous avons faites avec le sérum d'individus sains, et de malades atteints d'affections aiguës et chroniques : de tuberculose, d'érysipèle, de scarlatine, de diphtérie et d'affections pulmonaires ou cardiaques, jamais nous n'avons observé, sous l'influence d'un de ces sérums humains non typhiques, de fixation de l'alexine par le bacille d'Eberth.

La sensibilisatrice typhique est donc réellement spécifique.

CHAPITRE II

Valeur pratique du phénomène.

SOMMAIRE. — Exposé des résultats. Epoque d'apparition de la sensibilisatrice dans le sérum des typhiques. Essai de mensuration de l'intensité du phénomène. La réaction de fixation et la réaction agglutinante coexistent généralement dans le sérum des typhiques; dissociation des deux phénomènes, expérimentale et clinique. Atténuation et disparition du phénomène. L'apparition de la sensibilisatrice est une réaction d'infection.

Nous avons pratiqué la recherche de la réaction de fixation de Bordet, chez 127 individus, dont 61 atteints de fièvre typhoïde, 10 anciens typhiques et 56 sujets, absolument sains ou souffrant d'affections non typhiques (1), lesquels constituent 56 cas témoins.

Il est un premier point qui ressort nettement de l'analyse des observations : la constance de l'apparition de la sensibilisatrice spécifique typhique dans le sérum des malades au cours de la dothiénenterie. Chez 58 de nos

(1) Ces cas pathologiques relevaient de maladies très variées : tuberculose pulmonaire (14 cas), granulie (1 cas), pneumonie (3 cas), congestion pulmonaire (1 cas), pleurésie à streptocoques (1 cas), pleurésie siro-fibrineuse (3 cas), rhumatisme articulaire aigu (2 cas), érysipèle (5 cas), diphtérie (2 cas), appendicite (2 cas), mal de Brigth (2 cas), goutte (2 cas), etc.

61 typhiques, la réaction a été facilement observée; chez 2 malades seulement (Obs. XIV et XXXI), nous n'avons pu déceler l'existence de la sensibilisatrice dans les échantillons de sérum examinés; mais dans un de ces cas, nous n'avons pu répéter nos recherches pendant le décours de la maladie. Il est donc impossible de savoir si chez ce malade la sensibilisatrice typhique faisait réellement défaut, ou si son apparition n'a pas été simplement retardée, comme nous l'avons vu dans un cas (Obs. LIX).

Il est en effet difficile de fixer exactement l'époque d'apparition du phénomène au cours de la fièvre typhoïde : la réaction de fixation peut s'observer avant la fin du premier septenaire; c'est ainsi que nous avons pu dans cinq cas (Obs. XVI, XVII, XXVII, XLII et L) constater la présence de la sensibilisatrice dès le sixième jour de la dothiénentérie.

Dans la grande majorité des cas soumis à notre observation, ce n'est qu'au cours du deuxième septenaire, du 8e au 15e jour, que nous avons pu pratiquer la recherche de la sensibilisatrice; la réaction de fixation présentait alors une netteté remarquable.

L'intensité du phénomène s'accroît d'ailleurs progressivement jusqu'à l'époque de la défervescence, pour atteindre son maximum à partir de la convalescence.

Essai de mensuration de l'intensité du phénomène. — Parmi les échantillons de sérum que nous avons examinés, certains semblaient avoir un pouvoir sensibilisateur plus particulièrement actif. Nous nous sommes demandé s'il ne serait pas possible de mesurer exactement le pouvoir sensibilisateur d'un sérum donné en faisant varier dans nos mélanges la quantité de sérum à éprouver, chauffé à 56°.

Nous avons, pour chaque échantillon de sérum, préparé une série de tubes à essai contenant chacun : deux gouttes de sérum frais de cobayes et cinq gouttes d'émulsion de b. d'Eberth dans l'eau salée à 7/1000; puis nous avons ajouté au premier de ces tubes, neuf gouttes du sérum à éprouver chauffé à 56°, au second sept gouttes de ce même sérum, au troisième cinq gouttes, au quatrième

NUMÉROS.	INDICATIONS concernant LE MALADE.	JOUR de la maladie.	SÉRO-RÉACTION.	RÉACTION DE FIXATION (Les chiffres indiquent la quantité de sérum employée en gouttes.)				
				9.	7.	5.	3.	1.
I.	Gold... (Obs. VII)...	121e	1/300	+	+	+	+	0
II.	Caz... (Obs. XVII)...	18e	1/300	+	+	+	0	0
III.	Gar... (Obs. XXVI)..	42e	1/200	+	0	0	0	0
IV.	Chant... (Obs. L)....	6e	1/500	+	+	+	0	0
V.	Gir... (Obs. LV).....	?	1/100	+	+	0	0	0
VI.	Cam... (Obs. LX)....	10e	1/200	+	+	0	0	0
VII.	Mil... (Obs. XLVIII).	44e	1/300	+	0	0	0	0
VIII.	Boul... (Obs. LI)....	10e	1/200	+	+	0	0	0
IX.	*Id*................	20e	1/100	+	0	0	0	0
X.	Gs... (Obs. XLIX)...	12e	1/50	+	0	0	0	0
XI.	Tex... (Obs. LVI)....	15e	1/400	+	+	+	0	0
XII.	*Id*................	19e	1/400	+	+	+	0	0

trois gouttes, au cinquième enfin une goutte de sérum seulement. Après avoir laissé ces divers éléments en contact pendant cinq heures, nous avons ajouté suivant la technique habituelle deux gouttes d'hématies sensibilisées dans chaque tube.

L'hémolyse se produit rapidement dans les tubes témoins, et, suivant le plus ou moins d'intensité du pouvoir sensibilisateur du sérum typhique éprouvé, dans un ou plusieurs des tubes en commençant naturellement par ceux qui contiennent la plus petite quantité de sérum sensibilisateur.

Le tableau de la page précédente indique l'ensemble des résultats que nous avons obtenus.

En somme si dans certains cas la réaction de fixation peut être obtenue avec des quantités de sérum relativement petites (1/3 de la quantité habituelle dans un cas), la sensibilisatrice de ce sérum ayant été assez active pour impressionner les microbes au point de leur faire fixer toute l'alexine du milieu ambiant, dans la grande majorité des cas la réaction de fixation n'apparaît que si on emploie les proportions indiquées par Bordet.

Dissociation de la réaction de fixation et de la réaction agglutinante. — Lors de nos premières recherches avec M. Widal nous avions toujours constaté une concordance parfaite entre la réaction de fixation et la réaction agglutinante qui marchaient de pair chez tous les malades que nous avions alors examinés.

MM. Pfeiffer et Kolle, MM. Widal et Nobécourt ont déjà montré que la propriété agglutinante et la propriété préventive peuvent ne pas coexister dans un même sérum; MM. Bordet et Gengou avaient également noté que les sérums des convalescents de fièvre typhoïde, dans lesquels ils avaient pu déceler la sensibilisatrice spécifique typhique, ne s'étaient montrés que faiblement agglutinants pour le bacille typhique.

Nous avons tout d'abord recherché comparativement, dans le sérum de cobayes infectés par le bacille typhique, l'époque d'apparition de la sensibilisatrice et de l'agglutinine typhiques.

Chez deux animaux (Obs. III et IV) la sensibilisatrice est apparue cinq jours après l'inoculation en même temps que la réaction agglutinante. Chez un troisième (Obs. I) la sensibilisatrice a précédé d'un jour l'apparition de l'agglutinine spécifique ; chez un quatrième (Obs. II) au contraire c'est l'agglutinine qui a paru la première.

Nos observations ont été depuis pleinement confirmées par les recherches de M. W. Defalle et tout récemment encore par celles de M. A. Dubois.

Cette dissociation des deux phénomènes peut aussi s'observer en clinique. Nous l'avons tour à tour constatée sous toutes ses formes.

Tantôt l'agglutinine n'est apparue dans le sérum que tardivement, alors que la sensibilisatrice y était facilement décelable, dans un cas depuis dix jours (Obs. XXXIX), dans un autre depuis plus d'un mois (Obs. XIX).

Tantôt l'agglutinine a semblé faire complètement défaut : ainsi chez deux malades (Obs. XXVI et XLII) il a été impossible, malgré des examens répétés, de déceler la réaction agglutinante, alors que la réaction de fixation était très nette dans un cas dès le sixième jour, dans l'autre dès le douzième jour.

Enfin, chez deux autres malades, nous avons pu observer cette dissociation, mais en ordre inverse : dans le sérum de l'un d'eux, atteint de fièvre typhoïde classique et agglutinant à 1/100 (Obs. XXXI), nous n'avons pu déceler de sensibilisatrice ; chez un second (Obs XIV) qui dès le quatrième jour agglutinait à 1/300, nous n'avons pu observer de réaction de fixation.

Atténuation et disparition de la sensibilisatrice. — Combien de temps le sérum des typhiques conserve-t-il sa propriété sensibilisatrice après la fin de la maladie?

Nous avons examiné à ce point de vue les sérums de dix anciens typhiques, guéris les uns depuis quelques mois seulement, les autres depuis une ou plusieurs années.

On peut facilement se rendre compte, en examinant le tableau ci-après, que pendant les premiers mois qui suivent la guérison la sensibilisatrice persiste généralement;

NUMÉROS.	INDICATIONS concernant LES MALADES.	PÉRIODE écoulée depuis la maladie.		SÉRO-RÉACTION.	RÉACTION DE FIXATION.	OBSERVATIONS.
		Années.	Mois.			
I.	Gro..., f., 29 ans......	»	3	0	0	
II.	Wla..., h., 20 ans.....	»	4	0	+	
III.	Chev..., h., 32 ans....	»	4	1/20	+	
IV.	Guer..., h., 25 ans....	»	5	1/30	+	
V.	Bil..., h., 24 ans......	1	5	1/30	0	
VI.	Au..., h., 19 ans......	9	»	0	0	
VII.	Ches..., h., 40 ans.. .	10	»	1/10	+	La réaction de fixation a été observée à plusieurs reprises et toujours avec une netteté parfaite.
VIII.	Sté..., h., 15 ans 1/2..	11	6	0	0	
IX.	Har..., h., 37 ans.....	17	»	1/10	0	
X.	Di..., h., 46 ans.......	25	»	1/10	0	

ainsi les sérums de trois sur quatre individus, guéris depuis 3 à 5 mois, contenaient une sensibilisatrice facilement décelable, alors que dans ces mêmes sérums les agglutinines si abondantes au cours de la maladie, avaient presque complètement disparu.

Chez les autres sujets, guéris depuis une ou plusieurs années, nous n'avons, sauf dans un cas, pu obtenir de réaction de fixation ; seul un sérum (n° VII), provenant d'un homme ayant eu dix ans auparavant une fièvre typhoïde de moyenne intensité, nous a permis d'obtenir, et cela à plusieurs reprises une réaction de fixation des plus nettes ; notons que ce sérum n'agglutinait qu'à 1/10.

En présence de ces faits, il est naturel de se demander si la réaction de fixation n'est pas susceptible d'une application pratique, et si l'on peut tirer, de sa recherche dans le sérum des malades, un élément utile à la clinique.

Nous ne pensons pas que la réaction de fixation puisse, telle qu'elle est, entrer dans la pratique courante du diagnostic de la fièvre typhoïde, que la réaction agglutinante, si simple et si rapide, permet de dépister si aisément. Il est des cas pourtant où la réaction de fixation pourrait peut-être rendre service et venir éclairer le diagnostic : ce sont ceux où la réaction agglutinante est retardée dans les premiers jours de la maladie, et surtout les cas exceptionnels où la réaction agglutinante fait complètement défaut.

Enfin il est un fait sur lequel nous désirons attirer particulièrement l'attention ; chez un jeune homme (Obs. VII), convalescent depuis huit jours d'une troisième rechute de fièvre typhoïde, le sérum agglutinait le bacille d'Eberth dans la proportion de 1 p. 300, et la réactiou de fixation présentait l'aspect le plus net que nous ayons jamais pu obtenir. Dix jours plus tard, le malade faisait une quatrième rechute à évolution classique avec courbe thermique en plateau, hypertrophie de la rate, taches rosées, diazo-réaction, etc. Ce fait montre que la réaction de fixation ne saurait être considérée comme un témoin de l'immunité.

Il n'en est pas moins intéressant de voir les découvertes accumulées en ces derniers années sur les propriétés acquises par les sérums au cours des infections, sortir peu à peu du domaine du laboratoire pour pénétrer dans celui de la clinique.

DOCUMENTS CLINIQUES ET EXPÉRIMENTAUX

A. OBSERVATIONS CLINIQUES (1)

OBSERVATION I. — Br... (Maison Dubois. Service de M. Widal). Fièvre typhoïde chez une femme de 37 ans, de forme prolongée et compliquée de congestion pulmonaire et de phlébite. Mort au 81e jour.

JOUR DE LA MALADIE.	SÉRO-RÉACTION.	RÉACTION DE FIXATION.
24e	1/200	Positive.

OBSERVATION II. — Ul... (Maison Dubois. Service de M. Widal). Fièvre typhoïde classique chez un homme de 38 ans. Myocardite. Mort au 20e jour.

JOUR DE LA MALADIE.	SÉRO-RÉACTION.	RÉACTION DE FIXATION.
11e	1/100	Positive.

(1) Nous prions MM. LION, TROISIER, VAQUEZ et M. P. COURMONT, qui nous ont autorisé à prendre dans leurs services de nombreux documents pour ce travail, de vouloir bien agréer nos remerciements pour la libéralité avec laquelle ils nous ont permis d'en faire usage.

Observation III. — Wal... (Maison Dubois. Service de M. Widal). Jeune homme de 19 ans. Fièvre typhoïde légère sans symptômes graves, ni phénomènes d'intoxication. Défervescence complète au 26e jour. Guérison.

JOUR DE LA MALADIE.	SÉRO-RÉACTION.	RÉACTION DE FIXATION.
13e	1/100	Positive.
37e	1/100	Positive.
51e	1/200	Positive.

Observation IV. — Vil... (Maison Dubois. Service de M. Widal). Fièvre typhoïde chez une jeune femme de 24 ans; phénomènes généraux graves. Défervescence au 21e jour. Guérison.

JOUR DE LA MALADIE.	SÉRO-RÉACTION.	RÉACTION DE FIXATION.
10e	1/400	Positive.
25e	1/200	Positive.

Observation V. — Gar... (Maison Dubois. Service de M. Widal). Fièvre typhoïde chez une femme de 30 ans, ayant débuté par une congestion pulmonaire. La malade entre au 19e jour. Apyrexie au 26e jour. Guérison.

JOUR DE LA MALADIE.	SÉRO-RÉACTION.	RÉACTION DE FIXATION.
26e	1/100	Positive.
42e	1/200	Positive.

Observation VI. — Tar... (Maison Dubois. Service de M. Widal). Homme de 25 ans. Fièvre typhoïde de forme légère. Défervescence au 21e jour. Guérison.

JOUR DE LA MALADIE.	SÉRO-RÉACTION.	RÉACTION DE FIXATION.
15e	1/50	Positive.

Observation VII. — Gold... (Maison Dubois. Service de M. Widal). Homme de 22 ans. Fièvre typhoïde à rechutes (rechutes au 43e, au 59e, au 68e et au 117e jour), sans autre complication qu'une épididymite. Amaigrissement extrême. Le malade sort non guéri au 158e jour, la fièvre ayant cédé depuis 19 jours.

JOUR DE LA MALADIE.	SÉRO-RÉACTION.	RÉACTION DE FIXATION.
88e	1/100	Positive.
108e	1/300	Positive.
146e	1/300	Positive.

Observation VIII. — Roch... (Hôpital Beaujon. Service de M. Troisier). Fièvre typhoïde de moyenne intensité chez une jeune femme de 23 ans.

JOUR DE LA MALADIE.	SÉRO-RÉACTION.	RÉACTION DE FIXATION.
13e	1/200	Positive.

Observation IX. — Bar... (Hôpital Beaujon. Service de M. Troisier). Fièvre typhoïde chez un homme de 35 ans. Rechute au 26e jour.

JOUR DE LA MALADIE.	SÉRO-RÉACTION.	RÉACTION DE FIXATION.
43e	1/100	Positive.

OBSERVATION X. — Hur... (Hôpital Beaujon. Service de M. Troisier). Fièvre typhoïde chez un homme de 28 ans, forme légère.

JOUR DE LA MALADIE.	SÉRO-RÉACTION.	RÉACTION DE FIXATION.
9e	1/200	Positive.

OBSERVATION XI. — Dum... (Maison Dubois. Service de M. Widal). Fièvre typhoïde à début brusque chez un alcoolique âgé de 37 ans. Défervescence au 35e jour. Guérison.

JOUR DE LA MALADIE.	SÉRO-RÉACTION.	RÉACTION DE FIXATION.
15e	1/50	Positive.
42e	1/200	Positive.

OBSERVATION XII. — Sig... (Maison Dubois. Service de M. Widal). Fièvre typhoïde à début brusque et à intoxication d'emblée très profonde chez un jeune homme de 26 ans. Ataxo-adynamie très marquée. Mort au 26e jour.

JOUR DE LA MALADIE.	SÉRO-RÉACTION.	RÉACTION DE FIXATION.
15e	1/100	Positive.
25e	1/300	Positive.

Observation XIII. — Meil... (Maison Dubois. Service de M. Widal). Fièvre typhoïde grave chez un homme de 30 ans. Défervescence au 23e jour; rechute au 27e jour; hémorragies intestinales répétées, apyrexie au 44e jour. Guérison.

JOUR DE LA MALADIE.	SÉRO-RÉACTION.	RÉACTION DE FIXATION.
15e	1/50	Positive.
28e	1/200	Positive.
39e	1/200	Positive.

Observation XIV. — P... (Hôtel-Dieu. Service de M. Lion). Jeune homme de 18 ans. Fièvre typhoïde abortive. *Réaction de fixation négative.*

JOUR DE LA MALADIE.	SÉRO-RÉACTION.	RÉACTION DE FIXATION.
4e	1/300	Négative.
24e	1/200	Négative.
32e	1/100	Négative.

Observation XV. — X... (Malade de ville. M. Widal). Fièvre typhoïde classique chez un homme de 35 ans.

JOUR DE LA MALADIE.	SÉRO-RÉACTION.	RÉACTION DE FIXATION.
15e	1/300	Positive.

Observation XVI. — Leyr... (Observation communiquée par M. P. Courmont). Fièvre typhoïde à symptômes classiques. *Agglutination retardée* jusqu'au 45e jour.

JOUR DE LA MALADIE.	SÉRO-RÉACTION.	RÉACTION DE FIXATION.
6e	0	Positive.
21e	0	Positive.
45e	Positive.	»

Observation XVII. — Caz.... (Maison Dubois. Service de M. Widal). Fièvre typhoïde de moyenne intensité chez un jeune homme de 25 ans. Erythème ortié suivi de desquamation squameuse. Défervescence au 22e jour. Guérison.

JOUR DE LA MALADIE.	SÉRO-RÉACTION.	RÉACTION DE FIXATION.
6e	1/200	Positive.
18e	1/300	Positive.
25e	1/200	Positive.
50e	1/100	Positive.

Observation XVIII. — Juv... (Maison Dubois. Service de M. Widal). Homme de 27 ans, entré au 13e jour de la maladie. Forme grave, compliquée de congestion pulmonaire. Hémorragies intestinales. Erythème scarlatiniforme, vomissements. Mort au 45e jour.

JOUR DE LA MALADIE.	SÉRO-RÉACTION.	RÉACTION DE FIXATION.
13e	1/100	Positive
31e	1/200	Positive.
36e	1/100	Positive.

Observation XIX. — Lon... (Maison Dubois. Service de M. Vaquez). Fièvre typhoïde grave chez un homme de 42 ans.

Hémorragies intestinales. Mort au 51e jour. *Agglutination retardée.*

JOUR DE LA MALADIE.	SÉRO-RÉACTION.	RÉACTION DE FIXATION.
10e	0	Positive.
48e	1/50	Positive.

Observation XX. — Wei... (Maison Dubois. Service de M. Widal). Fièvre typhoïde classique chez un homme de 25 ans. Guérison.

JOUR DE LA MALADIE.	SÉRO-RÉACTION.	RÉACTION DE FIXATION.
18e	1/100	Positive.

Observation XXI. — Bis... (Maison Dubois. Service de M. Widal). Fièvre typhoïde de moyenne intensité chez un homme de 33 ans. Défervescence au 23e jour. Guérison.

JOUR DE LA MALADIE.	SÉRO-RÉACTION.	RÉACTION DE FIXATION.
15e	1/100	Positive.
40e	1/150	Positive.

Observation XXII. — Juv... (Maison Dubois. Service de M. Widal). Fièvre typhoïde à forme ataxo-adynamique chez une jeune femme de 23 ans. Congestion pulmonaire double. Mort au 16e jour.

JOUR DE LA MALADIE.	SÉRO-RÉACTION.	RÉACTION DE FIXATION.
15e	1/30	Positive.

Observation XXIII. — Wag... (Maison Dubois. Service de M. Widal). Fièvre typhoïde abortive chez une femme de 22 ans; hémorragie intestinale légère. Défervescence au 12e jour, rechute au 28e jour, myocardite, mort au 33e jour.

JOUR DE LA MALADIE.	SÉRO-RÉACTION.	RÉACTION DE FIXATION.
9e	1/100	Positive.
13e	1/100	Positive.
21e	1/100	Positive.
30e	1/200	Positive.

Observation XXIV. — Dab... (Maison Dubois. Service de M. Widal). Femme de 52 ans, entrée au 15e jour d'une fièvre typhoïde adynamique. Mort au 27e jour.

JOUR DE LA MALADIE.	SÉRO-RÉACTION.	RÉACTION DE FIXATION.
15e	1/200	Positive.
22e	1/100	Positive.

Observation XXV. — Gar... (Maison Dubois. Service de M. Widal). Fièvre typhoïde grave chez une femme de 29 ans. Défervescence au 35e jour. Guérison.

JOUR DE LA MALADIE.	SÉRO-RÉACTION.	RÉACTION DE FIXATION.
20e	1/100	Positive.
34e	1/300	Positive.
42e	1/200	Positive.
46e	1/300	Positive.

Observation XXVI. — Dup... (Maison Dubois. Service de

M. Widal). Fièvre typhoïde à forme prolongée chez un homme de 32 ans. Hémorragies intestinales. Défervescence au 55e jour. *Sans agglutination.*

JOUR DE LA MALADIE.	SÉRO-RÉACTION.	RÉACTION DE FIXATION.
12e	0	Positive.
16e	0	Positive.
25e	0	Positive.
35e	0	Positive.
44e	0	Positive.
54e	0	Positive.
61e	0	Positive.

Observation XXVII. — Hask... (Maison Dubois. Service de M. Widal). Fièvre typhoïde grave chez une femme de 57 ans ; hémorragies intestinales répétées; hématuries; congestion pulmonaire. Mort au 34e jour.

JOUR DE LA MALADIE.	SÉRO-RÉACTION.	RÉACTION DE FIXATION.
6e	1/50	Positive.
9e	1/200	Positive.
13e	1/300	Positive.

Observation XXVIII. — Oliv... (Maison Dubois. Service de M. Widal). Fièvre typhoïde de moyenne intensité chez une petite fille de 9 ans. Défervescence au 20e jour. Guérison.

JOUR DE LA MALADIE.	SÉRO-RÉACTION.	RÉACTION DE FIXATION.
8e	1/30	Positive.

Observation XXIX. — B... (Maison Dubois. Service de M. Widal). Fièvre typhoïde grave chez une femme de 40 ans; adynamie. Mort au 19e jour.

JOUR DE LA MALADIE.	SÉRO-RÉACTION.	RÉACTION DE FIXATION.
13e	1/200	Positive.

Observation XXX. — Sev... (Maison Dubois. Service de M. Widal). Fièvre typhoïde grave chez une femme de 33 ans; hémorragies intestinales, défervescence au 42e jour. Guérison.

JOUR DE LA MALADIE.	SÉRO-RÉACTION.	RÉACTION DE FIXATION.
13e	1/30	Positive.

Observation XXXI. — X... (Malade de ville. M. Widal). Fièvre typhoïde classique chez un homme de 35 ans.

JOUR DE LA MALADIE.	SÉRO-RÉACTION.	RÉACTION DE FIXATION.
20e	1/100	Négative.

Observation XXXII. — D... (Maison Dubois. Service de M. Widal). Fièvre typhoïde classique chez une jeune femme de 22 ans.

JOUR DE LA MALADIE.	SÉRO-RÉACTION.	RÉACTION DE FIXATION.
9e	1/100	Positive.

Observation XXXIII. — Bossu... (Maison Dubois. Service de

M. Widal). Fièvre typhoïde de forme légère chez un homme de 29 ans. Guérison.

JOUR DE LA MALADIE.	SÉRO-RÉACTION.	RÉACTION DE FIXATION.
8e	1/100	Positive.
12e	1/500	Positive.

Observation XXXIV. — Bossa... (Maison Dubois. Service de M. Widal). Fièvre typhoïde grave chez une petite fille de 12 ans. Mort au 20e jour.

JOUR DE LA MALADIE.	SÉRO-RÉACTION.	RÉACTION DE FIXATION.
16e	1/1000	Positive.

Observation XXXV. — Stieg... (Maison Dubois. Service de M. Widal). Fièvre typhoïde grave chez un homme de 30 ans. Mort au 23e jour.

JOUR DE LA MALADIE.	SÉRO-RÉACTION.	RÉACTION DE FIXATION.
16e	1/500	Positive.

Observation XXXVI. — Ca... (Maison Dubois. Service de M. Widal). Fièvre typhoïde ataxo-adynamique chez un homme de 33 ans. Mort au 18e jour.

JOUR DE LA MALADIE.	SÉRO-RÉACTION.	RÉACTION DE FIXATION.
14e	1/200	Positive.

Observation XXXVII. — Spin... (Maison Dubois. Service de M. Widal). Fièvre typhoïde chez un homme de 27 ans; forme grave ataxo-adynamique. Mort au 18e jour.

JOUR DE LA MALADIE.	SÉRO-RÉACTION.	RÉACTION DE FIXATION.
12e	1/400	Positive.

Observation XXXVIII. — Lau... (Maison Dubois. Service de M. Widal). Fièvre typhoïde grave chez un homme de 29 ans. Mort au 16e jour.

JOUR DE LA MALADIE.	SÉRO-RÉACTION.	RÉACTION DE FIXATION.
8e	1/200	Positive.

Observation XXXIX. — Br... (Maison Dubois. Service de M. Widal). Fièvre typhoïde adynamique chez un homme de 21 ans. Mort au 29e jour. *Agglutination retardée.*

JOUR DE LA MALADIE.	SÉRO-RÉACTION.	RÉACTION DE FIXATION.
8e	0	Positive.
18e	1/30	Positive.
26e	1/200	Positive.

Observation XL. — X... (Malade de ville. M. Widal). Fièvre typhoïde grave chez une jeune fille de 20 ans.

JOUR DE LA MALADIE.	SÉRO-RÉACTION.	RÉACTION DE FIXATION.
10e	1/100	Positive.

Observation XLI. — X... (Malade de ville. M. Widal). Fièvre typhoïde à symptômes classiques chez un homme de 28 ans.

JOUR DE LA MALADIE.	SÉRO-RÉACTION.	RÉACTION DE FIXATION.
18e	1/200.	Positive.

Observation XLII. — Mon... (Maison Dubois. Service de M. Widal). Fièvre typhoïde de moyenne intensité, *sans agglutination*; diazo-réaction au début; apyrexie au 28e jour. Guérison.

JOUR DE LA MALADIE.	SÉRO-RÉACTION.	RÉACTION DE FIXATION.
6e	0	Positive.
14e	0	Positive.

Observation XLIII. — Bon... (Maison Dubois. Service de M. Widal). Fièvre typhoïde à symptômes classiques chez un homme de 27 ans. Défervescence au 24e jour. Guérison.

JOUR DE LA MALADIE.	SÉRO-RÉACTION.	RÉACTION DE FIXATION.
12e	1/500	Positive.
26e	1/300	Positive.

Observation XLIV. — Duc... (Maison Dubois. Service de M. Widal). Fièvre typhoïde adynamique et diphtérie. Mort au 17e jour.

JOUR DE LA MALADIE.	SÉRO-RÉACTION.	RÉACTION DE FIXATION.
16e	1/200	Positive.

Observation XLV. — Guér... (Maison Dubois. Service de M. Widal). Fièvre typhoïde classique chez un homme de 25 ans. Guérison.

JOUR DE LA MALADIE.	SÉRO-RÉACTION.	RÉACTION DE FIXATION.
10e	1/500	Positive.
48e	1/200	Positive.

Observation XLVI. — Dan... (Hôpital Cochin. Service de M. Widal). Fièvre typhoïde chez un garçon de 16 ans. Guérison.

JOUR DE LA MALADIE.	SÉRO-RÉACTION.	RÉACTION DE FIXATION.
14e	1/100	Positive.

Observation XLVII. — L... (Hôpital Cochin. Service de M. Widal). Fièvre typhoïde légère. Guérison.

JOUR DE LA MALADIE.	SÉRO-RÉACTION.	RÉACTION DE FIXATION.
15e	1/100	Positive.

Observation XLVIII. — M... (Hôpital Cochin. Service de M. Widal). Fièvre typhoïde chez une femme au 4e mois d'une grossesse. Guérison.

JOUR DE LA MALADIE.	SÉRO-RÉACTION.	RÉACTION DE FIXATION.
44e	1/300	Positive.

Observation XLIX. — Gs... (Hôpital Cochin. Service de M. Widal). Fièvre typhoïde de moyenne intensité chez un homme de 58 ans. Guérison.

JOUR DE LA MALADIE.	SÉRO-RÉACTION.	RÉACTION DE FIXATION.
12e	1/50	Positive.
18e	1 300	Positive.

Observation L. — Chant... (Hôpital Cochin. Service de M. Widal). Fièvre typhoïde classique chez une femme de 19 ans ; défervescence au 23e jour. Guérison.

JOUR DE LA MALADIE.	SÉRO-RÉACTION.	RÉACTION DE FIXATION.
6e	1/500	Positive.

Observation LI. — Boul... (Hôpital Cochin. Service de M. Widal). Fièvre typhoïde grave chez un garçon de 16 ans 1/2. Ulcération du voile du palais. Guérison.

JOUR DE LA MALADIE,	SÉRO-RÉACTION.	RÉACTION DE FIXATION.
10e	1/200	Positive.
20e	1/100	Positive.

Observation LII.—Tes... (Hôpital Cochin. Service de M. Widal). Fièvre typhoïde classique chez une femme de 18 ans. Guérison.

JUUR DE LA MALADIE.	SÉRO-RÉACTION.	RÉACTION DE FIXATION.
20e	1/200	Positive.

Observation LIII. — Stein... (Hôpital Cochin. Service de M. Widal). Fièvre typhoïde chez une femme de 35 ans. Guérison.

JOUR DE LA MALADIE.	SÉRO-RÉACTION.	RÉACTION DE FIXATION.
18e	1/400	Positive.

Observation LIV. — Mil... (Hôpital Cochin. Service de M. Widal). Fièvre typhoïde prolongée chez un homme de 26 ans. Guérison.

JOUR DE LA MALADIE.	SÉRO-RÉACTION.	RÉACTION DE FIXATION.
14e	1/400	Positive.

Observation LV. — G... (Hôpital Cochin. Service de M. Widal). Fièvre typhoïde adynamique. Le malade est mort deux jours après son entrée à l'hôpital.

JOUR DE LA MALADIE.	SÉRO-RÉACTION.	RÉACTION DE FIXATION.
Jour de l'entrée.	1/100	Positive.

Observation LVI. — Tex... (Hôpital Cochin. Service de M. Widal). Fièvre typhoïde chez une femme de 45 ans; myocardite. Mort au 30e jour.

JOUR DE LA MALADIE.	SÉRO-RÉACTION.	RÉACTION DE FIXATION.
15e	1/400	Positive.
19e	1/400	Positive.

Observation LVII. — Aut... (Hôpital Cochin. Service de M. Widal). Fièvre typhoïde chez un jeune homme de 24 ans, compliquée de pleurésie séro-fibrineuse à bacille d'Eberth.

JOUR DE LA MALADIE.	SÉRO-RÉACTION.	RÉACTION DE FIXATION.
14e	1/500	Positive.

Observation LVIII. — Dep... (Hôpital Cochin. Service de M. Widal). Fièvre typhoïde de moyenne intensité chez une femme de 21 ans; fausse couche au début.

JOUR DE LA MALADIE.	SÉRO-RÉACTION.	RÉACTION DE FIXATION.
19e	1/200	Positive.

Observation LIX. — Ang... (Hôpital Cochin. Service de M. Widal). Typhoïdette à début brusque chez une jeune femme de 20 ans. Défervescence au 15e jour. Guérison. *Réaction de fixation retardée.*

JOUR DE LA MALADIE.	SÉRO-RÉACTION.	RÉACTION DE FIXATION.
12e	1/100	Négative.
23e	1/30	Positive.

Observation LX. — Cam... (Hôpital Cochin. Service de M. Widal). Fièvre typhoïde légère chez une femme de 18 ans; la température n'a jamais dépassé 39°. Défervescence au 18e jour. Guérison.

JOUR DE LA MALADIE.	SÉRO-RÉACTION.	RÉACTION DE FIXATION.
10e	1/50	Positive.

Observation XLI. — Pail... (Hôpital Cochin. Service de M. Widal). Fièvre typhoïde à début brusque chez une femme de 44 ans.

JOUR DE LA MALADIE.	SÉRO-RÉACTION.	RÉACTION DE FIXATION.
11e	1/500	Positive.

B. OBSERVATIONS EXPÉRIMENTALES

Cobaye I. — Reçoit sous la peau, le 11 juillet, 1 centimètre cube de culture.

DATES.	SÉRO-RÉACTION.	RÉACTION DE FIXATION.
11 juillet.	0	Rien.
12 juillet.	0	Rien.
13 juillet.	0	Rien.
14 juillet.	0	Légère.
15 juillet.	1/10	Nette.
16 juillet.	1/10	Nette.
17 juillet.	1/30	Très nette.
18 juillet.	1/100	Très nette.

Cobaye II. — Reçoit sous la peau, le 15 juin, 1 centimètre cube de culture; le 18 juin, 2 centimètres cubes; le 19 juin, 2 centimètres cubes.

DATES.	SÉRO-RÉACTION.	RÉACTION DE FIXATION.
19 juin.	0	Rien.
20 juin.	1/10	Rien.
22 juin.	1/100	Nette.
24 juin.	1/300	Très nette.

COBAYE III. — Reçoit sous la peau, le 11 juillet, 2 centimètres cubes de culture.

DATES.	SÉRO-RÉACTION.	RÉACTION DE FIXATION.
11 juillet.	0	Rien.
12 juillet.	0	Rien.
13 juillet.	0	Rien.
14 juillet.	0	Rien.
15 juillet.	0	Rien.
16 juillet.	1/10	Légère.
17 juillet.	1/30	Nette.
18 juillet.	1/100	Très nette.

COBAYE IV. — Reçoit sous la peau, le 17 juillet, 1 centimètre cube de culture.

DATES.	SÉRO-RÉACTION.	RÉACTION DE FIXATION.
17 juillet.	0	Rien.
18 juillet.	0	Rien.
19 juillet.	0	Rien.
20 juillet.	0	Rien.
21 juillet.	0	Rien.
22 juillet.	1/10	Légère.
23 juillet.	1/20	Légère.
24 juillet.	1 50	Nette.

CONCLUSIONS

I. Il existe dans le sérum des typhiques une substance sensibilisatrice spécifique.

II. Cette sensibilisatrice peut être mise en évidence par la réaction de fixation de Bordet.

III. Le phénomène n'est pas une réaction vitale de la part des microbes, car l'on peut remplacer pour sa recherche les bacilles vivants, par des bacilles morts.

IV. La sensibilisatrice apparaît pendant la période d'infection; on peut la déceler chez les typhiques dès le premier septenaire de la maladie. Elle ne manque que par exception : sur les 61 cas soumis à notre observation, elle n'a fait défaut que 2 fois, soit dans 3,5 p. 100 de cas.

V. La sensibilisatrice et l'agglutinine spécifiques coexistent dans le sérum des typhiques, mais sont complètement indépendantes l'une de l'autre; la sensibilisatrice peut précéder l'apparition de l'agglutinine et, inversement, la réaction agglutinante peut précéder la réaction de fixation.

VI. Au point de vue de la pratique courante du diagnostic de la fièvre typhoïde, la réaction de fixation, en raison de la complexité et de la délicatesse de sa technique, ne peut être comparée à la réaction agglutinante ; c'est avant tout une recherche de laboratoire, qui n'en est pas moins digne de retenir l'intérêt de médecin, puisqu'elle nous a permis d'observer, une fois encore, une des réactions intimes de l'organisme dans sa lutte contre l'infection.

INDICATIONS BIBLIOGRAPHIQUES

BAIL. *Arch. f. Hygiene*, 1899, Bd XXV.

BASTIN. Contribution à l'étude du pouvoir bactéricide du sang. (*La cellule*, 1892, VIII, p. 383.)

BEHRING. *Centralblatt f. klin. Mediz.*, 1888, n° 38.

BESREDKA. Du pouvoir bactéricide des leucocytes. (*Annales de l'Institut Pasteur*, 1898, p. 607.)

BORDET (J.). Les leucocytes et les propriétés actives du sérum chez les vaccinés. (*Annales de l'Institut Pasteur*, 1895, p. 433.)

— Contribution à l'étude du sérum chez les vaccinés. (*Annales de la Société des sciences naturelles et médicales de Bruxelles*, 1895, t. IV.)

— Recherches sur la phagocytose. (*Annales de l'Institut Pasteur*, 1896, p. 104.)

— Modes d'action des sérums préventifs. (*Annales de l'Institut Pasteur*, 1896, p. 193.)

— Agglutination et dissolution des globules rouges par le sérum d'animaux injectés de sang défibriné. (*Annales de l'Institut Pasteur*, 1898, p. 688.)

— Le mécanisme de l'agglutination. (*Annales de l'Institut Pasteur*, 1899, p. 273.)

— Agglutination et dissolution des globules rouges par le sérum. (*Annales de l'Institut Pasteur*, 1899, p. 273.)

BORDET (J.). Les sérums hémolytiques, leurs antitoxines et les théories des sérums cytolytiques. (*Annales de l'Institut Pasteur*, 1900, p. 257.)

— Sur le mode d'action des sérums cytolytiques et sur l'unité de l'alexine dans un même sérum. (*Annales de l'Institut Pasteur*, 1901, p. 303.)

BORDET (J.) et GENGOU. Sur l'existence de substances sensibilisatrices dans la plupart des sérums antimicrobiens. (*Annales de l'Institut Pasteur*, 1901, p. 289.)

BÜCHNER. *Centralblatt f. Bakter. u. Parasitenkunde*, 1889, Bd V, p. 817; — 1889, Bd VI, p. 1 et 561; — 1890, Bd VIII, p. 65; — 1891, Bd X, p. 727.

— *Verhandlungen des Congresses fur Innere medicin* , 1892.

— *Archiv. f. Hygiene*, 1890, Bd X; — 1893, Bd XVII.

— *Munch. med. Woch.*, 1891, p. 551 et 574; — 1894, p. 717; — 1900, p. 1193.

— *Hyg. Rundschau*, 1893, Bd III, n° 21.

J. CAMUS et PAGNIEZ. Variabilité de l'alexine dans les sérums pathologiques. (*C. r. de la Société de biologie*, 6 juillet 1901.)

CANTACUZÈNE. *Recherches sur le mode de destruction du vibrion cholérique dans l'organisme*, Paris, 1894.

— Nouvelles recherches sur le mode de destruction des vibrions dans l'organisme. (*Annales de l'Institut Pasteur*, 1898, p. 273.)

CASTELLANI (A.). Contributo allo studio dei « precipitati specifici ». (*Rivista critica di Clinica medica*, 31 mai 1902, n° 22, p. 449.)

CHARRIN et ROGER. Note sur le développement des microbes pathogènes dans le sérum des animaux vaccinés. (*C. r. de la Société de biologie*, 1889, p. 667.)

CREITE. Versuhe über die Wirkung des Serumeiweisses nach Injection in das Blut. (*Zeitschr. f. rat. Med.*, Bd XXXVI.)

DAREMBERG. Sur le pouvoir globulicide du sérum sanguin. (*Société de biologie*, 19 octobre 1891; — *Arch. de médecine expérimentale*, 1891.)

DEFALLE (W.). Recherches sur le rôle de l'enveloppe des microbes dans l'agglutination. (*Annales de l'Institut Pasteur*, 1902, p. 595.)

Denys et Havet. Sur la part des leucocytes dans le pouvoir bactéricide du sang de chien. (*La cellule*, 1894, t. X, p. 5.)

Denys et Kaisin. Recherches à propos des objections récemment élevées contre le pouvoir bactéricide du sang. (*La cellule*, 1893, t. IX, p. 335.)

Dubois (A.). Sur la dissociation des propriétés agglutinante et sensibilisatrice des sérums spécifiques. (*Annales de l'Institut Pasteur*, 1902, p. 690.)

Duclaux. *Traité de microbiologie*, tome II; Paris, 1899.

Von Dungern. Globulicide Wirkungen des thierischen Organismus. (*Munch. med. Woch.*, 1899.)

Ehrlich et Morgenroth. *Berlin. klin. Woch.*, 1899, nos 1 et 22; 1900, n° 21.

Emmerich et Tsuboï. *Centralblatt f. Bakter.*, 1892, XXII; — 1893, XIII.

Everard, Demoor et Massart. Sur les modifications des leucocytes dans l'infection et dans l'immunisation. (*Annales de l'Institut Pasteur*, 1893, p. 165.)

Flügge. *Zeitschr. f. Hygiene*, 1888, t. IV, p. 223.

— *Grundriss der Hygiene*, 1889, p. 487.

Frænkel et Sobernheim. *Hygiene Rundschau*, 1894, t. IV, p. 97 et 145.

Gengou. Étude sur les rapports des agglutinines et des lysines dans le charbon. (*Annales de l'Institut Pasteur*, 1901, p. 642.)

— Contribution à l'étude de l'origine de l'alexine des sérums normaux. (*Annales de l'Institut Pasteur*, 1901, p. 68 et 232.)

Gruber. Active und passive Immunität gegen Cholera und Typhus... (*Wiener klin. Woch.*, 1896, nos 11 et 12.)

Gruber et Durham. Eine neue Methode zur raschen Erkennung der Choleravibrio und der Typhusbacillus. (*Munch. med. Woch.*, 1896, p. 285.)

Havet. Du rapport entre le pouvoir bactéricide du sang de chien et sa richesse en leucocytes. (*La cellule*, 1894, t. X, p. 219).

Hayem. *Leçons sur les modifications du sang*. Paris, 1882.

— *Du sang et de ses altérations anatomiques*. Paris, 1889.

HAYEM. *Leçons sur les maladies du sang*. Paris, 1900.

HUTINEL. Les sécrétions cellulaires. (*Presse médicale*, 13 novembre 1901.)

KRAUS (R.). *Wiener klin. Woch.*, 12 août 1897, n° 32, p. 736.

LANDOIS. *Die Transfusion des Blutes*. Leipzig, 1875.

LANDSTEINER. Zur Kenntniss der specifisch auf den Blutkörperchen wirkenden Sera. (*Centralbl. f. Bakteriolog.*, 1899.)

METCHNIKOFF. Sur la propriété bactéricide des humeurs. Revue critique. (*Annales de l'Institut Pasteur*, 1889, p. 664.)

— Sur la destruction extra-cellulaire des bactéries dans l'organisme. (*Annales de l'Institut Pasteur*, 1895, p. 433.)

— Sur les cytotoxines. (*Annales de l'Institut Pasteur*, 1900, p. 369.)

— *L'immunité dans les maladies infectieuses*. Paris, 1901.

NEISSER. Ueber die Vielheil der in normalen Serum vorkommenden Antikörper. (*Deutsche med. Woch.*, 1900, n° 49.)

NICOLLE (Ch.). Recherches sur la substance agglutinée. (*Annales de l'Institut Pasteur*, 1898, p. 161.)

NICOLLE (M.). *Eléments de microbiologie générale*. Paris, 1901.

NISSEN. Contribution à l'étude de la propriété bactéricide du sang. (*Zeitschr. f. Hygiene*, 1889. Bd V.)

NOLF. Contribution à l'étude des sérums antihématiques. (*Annales de l'Institut Pasteur*, 1900, p. 297.)

— Le mécanisme de la globulolyse. (*Annales de l'Institut Pasteur*, 1900, p. 656.)

NUTTALL. Expériences sur les influences bactéricides de l'organisme animal. (*Zeitschr. f. Hygiene*, 1888, tome IV, p. 353.)

PFEIFFER. Weitere Untersuchungen über das Wesen d. Choleraimmunität, und... (*Zeitschr. f. Hygiene*, 1894, Bd XVIII, p. 1.)

— *Deutsche med. Woch.*, 1896, p. 97 et 119.

PFEIFFER et KOLLE. Zur differential Diagnose der Typhusbac. vermittelst Serums der gegen Typhus immunisirten Thiere. (*Deutsche med. Woch.*, 1896, n° 46, p. 185.)

PANUM. *Arch. f. path. Anat. u. Phys.*, Bd XXVII et XXIX.

TCHISTOVITCH. Étude sur l'immunisation contre le sérum d'anguille. (*Annales de l'Institut Pasteur*, 1899, p. 406.)

WERIGO. Les globules blancs protecteurs du sang. (*Annales de l'Institut Pasteur*, 1892, p. 478.)

WIDAL. Séro-diagnostic de la fièvre typhoïde. (*Bulletin de la Société médicale des hôpitaux*, 26 juin 1896.)

WIDAL et LE SOURD. Existence de la sensibilisatrice dans le sérum des typhiques. (*Société médicale des hôpitaux*, 14 juin 1901.)

— La réaction de fixation de Bordet avec les bacilles morts. (*Société de biologie*, 22 juillet 1901.)

— Recherches expérimentales et cliniques sur la sensibilisatrice dans le sérum des typhiques. (*Société de biologie*, 27 juillet 1901.)

WIDAL et NOBÉCOURT. Dissociation de la propriété immunisante et de la propriété agglutinante. (*C. r. de la Société de biologie*, 31 juill. 1897.)

TABLE DES MATIÈRES

PARIS. — IMPRIMERIE F. LEVÉ, RUE CASSETTE, 17.

www.ingramcontent.com/pod-product-compliance
Ingram Content Group UK Ltd.
Pitfield, Milton Keynes, MK11 3LW, UK
UKHW020204200726
13856UKWH00003B/1179

9 782013 578257